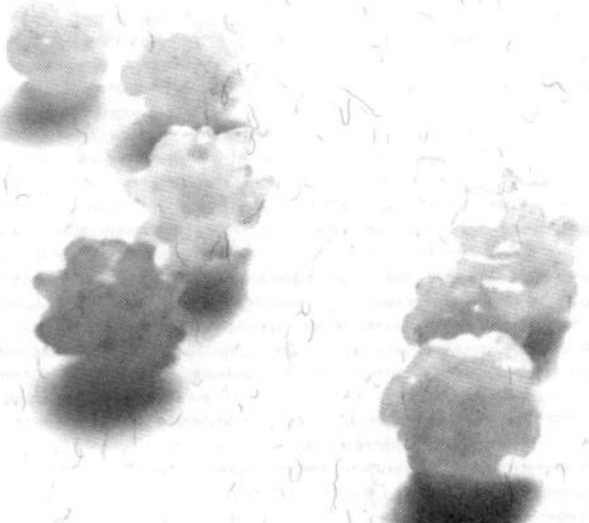

「わがまま」のつながり方

鎌田實

中央法規

「わがまま」のつながり方

はじめに――地域包括ケアは、〝わがまま〟のネットワーク

「どうも、〝研修医〟のカマタです」

訪問診療先で、ぼくはそう名乗った。

患者さんや家族がぼくの顔を見て、ポカンとする。数秒の間をおいて、どちらからともなくプッと笑いがこみあげ、大笑いになった。

「えっ、鎌田先生でしょ？　どうして？」

なかには、かつて診た患者さんのご家族であったり、よく知る人であったりすることも多く、懐かしい話で盛り上がる。

最近、ぼくは、地域への訪問診療を再開した。これまでも週一回、諏訪中央病院の緩和ケア病棟の回診と外来はしてきたが、訪問診療はここ一〇年ほど、遠ざかっていた。

現場の勘を取り戻すまで、諏訪中央病院で訪問診療を精力的に行っている中堅のO医師に〝指導医〟になってもらうことにした。

はじめに

六八歳のぼくが、在宅医療の現場に再デビューしようと思ったのには理由があった。各地に講演に行くたび、行政や保健、医療、福祉にかかわる人たちから、「どんな地域包括ケアをつくったらよいのかわからない」という戸惑いと不安の声を聞いたからだった。

地域包括ケアシステムとは、厚生労働省が、団塊の世代がすべて後期高齢者となる二〇二五年までに、身近な地域につくることを進めているネットワークだ。医療や介護が必要になる高齢者がずっと住み続けられる地域づくり。病院ではなく、生活の場で死を看取ることができる地域づくり。そんな地域づくりが求められている。

しかし、こうした発想は今に始まったわけではない。

約三〇年前、ぼくたちは諏訪中央病院を中心に、まさに「地域包括ケア」という言葉を使いながら、地域の医療と介護の連携に取り組んできた。その思想やノウハウが、今地域包括ケアづくりに力を尽くしている人たちに、役立つのではないかと思った。そのためにも、もう一度、地域医療の現場に出て、今を肌で感じたいと思ったのである。

地域包括ケアは、どうあるべきか――多くの人から、そんな助言を求められる。ぼくは迷わず「地域包括ケアは、自由だ」と答えている。

病気や障害を抱えたり、年を取ったりすると、自由に、思うままに生きることがむずかしくなる。〝わがまま〟ができにくくなるのである。でも、ぼくたちはもっと〝わがまま〟であっていい。どんな状態になっても、我《われ》のままに生き、我のままに死ぬこと。自由とは、そのための自己決定ができることである。

地域包括ケアは、医療や介護のサービスを増やし、つなげることだけではない。一人ひとりの〝わがまま〟にこたえられるネットワークや、自由な生き方を認め合う地域づくりこそが、地域包括ケアの本質だと思う。

第一章では、今なぜ、地域包括ケアが期待されているのかを書いた。厚生労働省の思惑はさておき、地域が再生し豊かになっていくために、なぜ地域包括ケアが必要なのか知ってもらいたい。

第二章では、ぼくたちが茅野市で行ってきた「地域包括ケア」が、どんな発想で始まったものかを紹介している。いわば地域包括ケアの根っこのような部分である。その根っこからどんな茎を伸ばし、どんな花を咲かせるかは、各自治体の腕の見せどころである。

第三章は、コミュニティの大事な要素である人と人とのつながりを、生活のなかにいかに豊かにもたせるか、アイデアをあげた。

第四章は、加齢や障害、病気などで支援が必要な人たちとのかかわり方のヒントをまとめた。ともすると、「支援する人」と「支援される人」は役割が固定化してしまうが、ときには役割を取り払うことが大事になる。その関係性が、ケアに血を通わせるのである。

地域包括ケアは、多職種が連携し、高齢者の在宅介護のメニューを増やすことだけではない。子育て中の人も、子どもも、障害のある人も、すべての人を包み込み、ともに暮らしていくネットワークである。さらには、そうした地域をつくることは、従来の価値観を転換し、新しい価値をつくりだすことにもつながると思っている。

第五章では、地域包括ケアづくりをきっかけに始まる大事な町づくりの視点をあげてみた。

この本は、地域で暮らしていく住民一人ひとりにとって、「我のままに生きる」とは何か、生き方のヒントになればと思って書いた。もちろん、医療・福祉の専門職や、行政の人にも参考にしてもらいたい。

一人ひとり異なる〝わがまま〟を、どのように支え、つながりあっていくか。支える側も支えられる側も、制度や今ある枠組みのなかの発想から自由になり、もう一度「幸せな生き方」とは何かを問い直すときがきているように思う。

第4章

〝わがまま〟を支える7つのヒント

第5章

町づくりにルネサンスを起こすための6つの視点

第1章

今、なぜ地域包括ケアなのか

地域包括ケアは、生きたネットワーク

一人暮らしの認知症を支える

山の木立がほんの少し色づきはじめた秋、〝研修医カマタ〟が訪ねたのは、認知症の一人暮らしの女性だった。

晶子さん（仮名、八〇歳代）は、一〇年ほど前からぼくの外来の患者だった。山荘での暮らしが好きで、ずっとここで暮らしたいと望んでいた。

かつては自宅の一室で、子どもたちに書道教室を開いたりしていた。アルツハイマー型認知症を発症してからも一人暮らしを続ける晶子さんを、近所の人たちが声かけ、見守りをして支えてきた。

だが、住民と晶子さんとの関係が徐々に変わっていく。もの盗られ妄想が始まったのだ。

「財布がなくなった」

「あの人が、うちに来て、勝手に持っていってしまう」

もの盗られ妄想は、アルツハイマー型認知症の比較的早期によくみられる症状の一つだ。大切なお金や財布を自分で管理できなくなっていくことは、受けいれがたい現実である。だから無意識のうちに周囲の人のせいにして、不安と喪失感から身を守ろうとする自己防

衛反応ともいわれている。

周囲の人も、認知症の症状の一つだと理解できればいいのだが、そうでないとトラブルに発展する。突然、泥棒呼ばわりされて、人間関係が険悪なものになってしまうことも少なくない。

晶子さんの場合も、もの盗られ妄想が原因で疎遠になった人もいる。ただ、すべての人間関係が壊れたわけではなかった。近所の主婦が、晶子さんを気にかけて、よく訪ねてくれていた。

この日、晶子さんを囲み今後のことを話し合うサービス担当者会議が開かれた。ぼくとO医師、そして研修に来ている医学生が晶子さんの山荘を訪ねると、すでに村の職員、ケアマネジャー、訪問看護ステーションの看護師、隣の主婦が集まっていた。

サービス担当者会議に隣人が参加

本人と家族、専門家たちが集まって会議を開くことはよくあるが、そこに近所の人が加わるのは珍しい。晶子さんの日常生活にとっては重要な存在であるため、本人の了解を得て、参加してもらった。

晶子さんは、施設ではなく、山荘で気ままに暮らすことを望んでいた。一方で、自分一人では生活がうまくいかなくなっていることも自覚していた。

食料品は、近くのスーパーにほしい食品をファクスで知らせると、配達してくれる。頼んだことを忘れて何度も注文してしまうため、たくさんの品物や野菜が届いてしまう。この日も、冷蔵庫に入りきらない食品や野菜が、食卓などに無造作に置かれていた。

買い物問題に対しては、スーパーに協力してもらったり、訪問介護の家事援助などで対応できそうだった。隣の主婦も、できるかぎり見守ってくれるという

そこで、医療の立場から、間もなく来る冬の心配事を提起した。この地域の冬は、長野県のなかでも特に厳しい。晶子さんには慢性呼吸不全があり、少し歩いた後は酸素飽和度（動脈血中の酸素と結合したヘモグロビンの割合）が九〇を切ってしまう。ちなみに正常値は九七以上。常時九〇以下になるようだと在宅酸素療法をしなければならない。冬になって風邪をひいたりすると、気管支炎を起こし、酸素飽和度が悪化する。本当なら、冬季だけでも施設で過ごしてもらったほうがいい。

健康が不安定になると、かろうじて継続できている山荘での生活も、ドミノ倒しのように崩れてしまう可能性がある。「できるだけ家で暮らしたい」という晶子さんの気持ちは尊重したいが、悩ましいところだった。

生活全体を見渡して、ケアマネジャーがある数字を出した。冬季の暖房にかかる燃料費に比べて、老人保健施設に入居した場合の費用のほうが安くなる、という試算だ。

実は、晶子さんは若いころ、税理士として働いていた。別れた夫に家を渡し、子どものためにお金を使ったりして、預貯金は数十万円を切った。子どもの一人は難病のため生活保護を受けている。もう一人は定年退職して生活していくのがやっとの状態。二人とも母親の支援はまったくできない。現在の収入は年金だけ。数字の合理的な説明は、認知症とはいえ晶子さんに響いたようだ。

とりあえず冬季だけ短期の入居をするか。それとも、このまま自宅で冬を越すか。その場合は、どんな支援が必要になるのか。

本人を中心にして、ぼくたち医療、看護、介護の専門職、そして地域の住民が、真剣にひざ詰めで話し合った。なかなか結論が出ないなか、晶子さん自身も迷いながら、短期間だけ施設に入る考えに傾きはじめた。

地域で命を支える

認知症の人の意思を引き出し、確認していくことは、とてもむずかしいことである。以前からぼくは、外来で晶子さんを診ながら、何度も今後について話し合ってきた。施設に入ることに同意してくれたこともあるが、次に会ったときには、彼女はすっかり忘れていた。

「晶子さんが忘れないように、ぼくはここに書いておくからね。いい？」

当時、手書きのカルテや、紙に大きく書いたものを見せながら、意思を確認しようとするのだが、やはり晶子さんは忘れてしまっていた。

晶子さんが自宅での暮らしを望むことのなかには、これまでどおりの人間関係をもちながら、その関係のなかで生を全うしたいという思いがあるように感じられた。

「先生、最期はお願い、ね」

晶子さんはぼくの手をとり、しきりにそれを口にする。

「わかった、わかっているよ」

ぼくがそう答えると、少し安心した顔になった。

今後は、晶子さんが望む医療・介護サービスを受けられるように、成年後見制度の利用も考えなければならないだろう。都市部では成年後見制度の利用をサポートするNPOなどがあるが、地方ではまだ少ない。しかし、こうしたネットワークのなかに、権利擁護の立場の人が加わる必要も出てくるだろう。

実際、この数か月後、社会福祉士が成年後見人となり、晶子さんが望む介護サービスを受けられるようにしたり、財産管理などが行われるようになった。

晶子さんの施設入居は、お子さんたちも承諾した。

施設に入ってからも、O医師とともに往診を続けた。晶子さんは初め途方に暮れた様子だったが、すぐに慣れていった。

仲のよい友だちもできた。しかし、ここでももの盗られ妄想が出て、友だちは離れていった。施設の人たちがよくフォローしてくれて、ときどきボランティアと一緒に習字を続けている。かつて子どもたちに習字を教えていただけあって、いい字を書く。

ぼくが「『遊行《ゆぎょう》』という言葉が好きだ」と言うと、どんな字か興味をもった。「遊び、行く」と書くんだ、と言ったが通じない。ぼくがボールペンで書いてみせると、筆で見事に「遊行」という字を書いてくれた。美しくて、力強い字だった。

晶子さんのなかに、すばらしい可能性が残っていることがうかがえた。

その一方で、晶子さんは、ぼくのことも、わからなくなりだした。毎月往診していたが、半年経ったある日、「どなたさまでしたっけ?」と言われた。

主治医であり、父親であり、弟であり、恋人であり、親友であったりしたぼくを、わからなくなったのだ。

晶子さんが施設のなかで落ち着いたことは間違いない。だが、施設で居心地がよくなった分、穏やかにはなったが、晶子さんの生きるエネルギーが減っていくような気がした。この選択しかないと思いながら、本当は山荘で周りとぶつかり合ってでも生きていく晶子さんのほうが正しかったのだろうか、と今も悩んでいる。

変化していくネットワーク

地域包括ケアシステムとは何か。

「高齢者の尊厳の保持と自立生活の支援の目的のもとで、可能な限り住み慣れた地域で、自分らしい暮らしを人生の最期まで続けることができるような、地域の包括的な支援・サービス提供体制」と、厚生労働省は説明している。

二〇二五年までに、人口一万人規模、中学校区に一つの割合で、身近な生活圏に構築することを進めている。単純計算すれば、日本中に一万か所以上の地域包括ケアシステムが誕生することになる。

ぼくは、「地域包括ケアシステム」という名称にやや違和感がある。「システム」というと、何か特別で新しい仕組みのようであり、医療保険制度や介護保険制度のように、カッチリとした全国共通の制度のような印象を受けるからだ。

ぼくが考える地域包括ケアは、もっと流動的で柔軟性のある、生きもののようなネットワークだ。たとえば、晶子さんを支えるために、ネットワークができた。このネットワークは、晶子さんの状態が変化すれば、それに合わせて形を変えていくことができる。あらかじめシステムを整備して、そのシステムのなかでケアを考えていくのではなく、晶子さんにとって必要なケアを実現するために、ネットワークを広げていくのである。

今各地で、地域包括ケアづくりをどうすべきか、頭を抱えている担当者は多いだろう。厚生労働省がモデルケースとして示した例を、そのまま真似しただけでは、生きた地域包括ケアにならない。全国どこでも、金太郎あめのような画一的なものをつくっても、その地域に合わなければ意味がない。

どうすれば、自分の地域に合った、生きた地域包括ケアをつくることができるのか。この本で、一緒に考えていきたいと思っている。

地域づくりのポイント

◇一人暮らしの認知症の人をできるだけ地域で支える
◇専門職も、住民も、みんなを巻き込む
◇ネットワークは常に変化していく

二〇二五年問題の切り札となるか

高齢人口の大爆発

地域包括ケアシステムという考え方が登場した背景には、二〇二五年問題という危機感がある。ご存知の方も多いと思うが、簡単におさらいしておこう。

二〇二五年は、戦後の第一次ベビーブームの世代、いわゆる団塊の世代がすべて七五歳以上の後期高齢者の仲間入りをする年だ。それにより、後期高齢者の人口は、一六四六万人（二〇一五年）から二一七九万人（二〇二五年）へと増加する。

一般に、高齢者とは六五歳以上だが、ここで七五歳以上が問題になるのは、七五歳以上になると要介護者がぐんと増えるからだ。支援や介護が必要な人の割合は、六五〜七四歳では約四・四％であるが、七五歳以上では約三〇％に上る。当然、認知症の人の数も増える。二〇二五年には約七〇〇万人、五人に一人が認知症になると見込まれている。

第一の問題は、人手不足だ。二〇二五年には二五三万人の介護職が必要になるとされているが、今の増員ペースのままでは二一五万二〇〇〇人しか確保できず、約三八万人不足するといわれている。二〇一七年度でも介護職の充足率は九四％で、六％にあたる一二万人が不足している。

限界集落と介護難民

介護保険制度そのものも危うくなる。介護費用はすでに一〇兆円を超えているが、二〇二五年には二一兆円になると見込まれている。介護保険料は、現在すでに発足当時の二倍近くになっているが、一〇年後には八〇〇〇円を超えると見込まれる。この負担は大きい。

一方で、保険料の未収が二七四億円となり、二年間滞納している人たちも一万人いるといわれる。保険制度であるからそれぞれ応分の負担をしなければいけないが、保険料を払えない人が増えれば、保険制度そのものが存続しにくくなってしまう。

二〇一八年度の介護保険制度改正で、現役並みに所得の高い高齢者（単身者の場合年金のみ収入三八三万円以上）の介護サービスの自己負担が、現在の二割から三割に引き上げられる。

月々の利用者負担の上限額を超えた場合に払い戻される「高額介護サービス費」についても、課税されている一般世帯の負担上限額を、現在より七二〇〇円上げ月額四万四四〇〇円となる。三割負担の導入と上限額の引き上げで、約二〇〇億円をひねり出そうとしている。

さらに訪問介護のうち調理や掃除などの生活援助サービスなどは、二〇一八年度実施の介護報酬改定を通じて給付の抑制が検討される方向が示されている。

介護保険は二〇〇〇年のスタート以来、年々負担が大きくなっている。本来は、消費税一〇%への増税で、社会保障を支えるはずだった。問題を棚上げにしたまま、選挙に勝つために、消費増税は二度見送られた。

だが、二〇二五年は確実にやってくるのである。

さらに二〇二五年問題が深刻なのは、地方と東京、大阪などの大都市とでは、高齢化の質がまったく違うということだ。

人口の高齢化といえば、かつて地方の問題であった。高度経済成長期、地方では人口が都市へと流れ、高齢化がすすんだ。高齢化率四〇%を超えるところも珍しくない。高い高齢化率の先には、人口そのものが減り、コミュニティとして機能できない「限界集落」という現実が待ち受けている。

民間の有識者会議「日本創成会議」は、二〇四〇年に全国八九六市町村が「消滅可能性都市」になるという、センセーショナルな発表をした。今のような人口の「中央集中化」が止まらない場合、子どもを産む若い世代の女性が二〇一〇年時点の半分以下になり、子どもがいなくなった自治体は消滅に追い込まれるというのだ。

一方、都市部は、高度経済成長期からずっと増加してきた人口が一気に高齢化する。七五歳以上の高齢者が大量に増加することで、それを量的に支えられなくなることが、二〇二五年問題の中心的な問題だ。

二〇二五年には約四三万人が、必要な介護を受けられない「介護難民」になる。特に、東京圏（東京、神奈川、千葉、埼玉）では、その三割の約一三万人が「介護難民」となると予想されている。地方に介護の支え手を求めようとしても、その地方には人を供給する力も残されていない。

「自助」「互助」は頼るものではなく、育てるもの

厚生労働省は、福祉の担い手として、「公助」「共助」「自助」「互助」の四つをあげている。「公助」とは、国が行っている生活保護などの福祉政策、「共助」とは、介護保険などの社会保険制度のことだ。今回、地域包括ケアシステムの構築であらためて強調されているのは、自分が自分の健康を管理する「自助」と、住民同士の助け合いやボランティアによるお互いの支え合いである「互助」である。

「自助」や「互助」を充実していくことは大切である。

だが、消費増税を二度も延期して、国民のご機嫌をとろうとする政府が、「自助」「互助」

を強調する。そこにどうしても、〝下心〟を感じずにはいられない。

政府は、「一億総活躍社会」実現のため、家族を介護する労働者の「介護離職ゼロ」を目標に掲げている。

だが、そのための有効な手段を打ち出せずにいる。都市部では、爆発的に増加する要介護者のために、特別養護老人ホームなどのハコモノをつくるのは、コストがかかりすぎる。介護人材を確保するために、介護職のキャリアアップを図り、月額平均一万円を上げようというが、焼け石に水である。

だから、「自助」「互助」「地域」に期待している、と言われても、胸にモヤモヤが残るのはぼくだけではないだろう。

地域包括ケアは、国が押し付けるものではないと思う。

諏訪中央病院は地域にやさしい医療を目指し、その結果として、医療費を減らすことができた。はじめから医療費削減を目指していたら、やさしい医療は実現せず、まったく違ったものになっていただろう。

地域包括ケアも、はじめから「自助」「互助」「地域」をあてにしていたら、住民の心は離れていく。順番を間違えると、理念そのものが違ってしまう。まずは、住民が自発的に自分の健康や命を大切に思い、お互いに助け合うことに楽しさややり甲斐を感じることができるような地域をつくることが大切なのである。

コストではなく、投資

介護は、やっかいなお荷物ではない。地方にとって、新たな雇用を生み出すチャンスになる。

人口減少が進む地方では、自治体を存続させるためにも、雇用が必要になっている。町に突然、大規模工場がやってきて、雇用が生まれるということは、今の経済状況ではほとんど考えにくい。

でも、医療や介護に重点を置き、そこで多くの若い世代が働くことができれば、地方の人口流出に歯止めをかけることができるかもしれない。そして、高齢者の知恵や文化も生かした、だれにでも住みやすい地域をつくることで、子育てしやすい町になり、少子化問題も解決できる可能性がある。

介護に手厚い町をつくると、町が高齢者ばかりになるというのは大きな誤解だ。介護に手厚い町をつくると、それを支える若い人材が集まり、介護と共通した「人間を大事にする」土壌が生まれうる。それは、子どもにとっても、障害者にとっても、生きやすい地域となるはずだ。勇気をもって、介護での地域再生に取り組んでもらいたいと思う。

WHO（世界保健機構）のマーガレット・チャン事務局長は、「高齢者への出資はコストではなく、『投資』と考えるべき」と述べている。

世界的にみると高齢者は、税金や経済活動を通じて七兆四六〇〇億円のプラスの貢献をしている。精神的な支柱となったり、指導的な役割を担うなどのプラスの面は計り知れない。

地域包括ケアも、高齢者対策にお金を出ししぶる国からの押し付け、という発想でとらえると、すぐに手詰まりになる。

だが、地域包括ケアを有意義な「投資」と考えれば、可能性は広がる。高齢になっても住みよい地域づくりや、次世代に価値や文化をつなぐことができる地域づくりを実現できる。そんな千載一遇のチャンスが今到来しているのだ。

地域づくりのポイント

◇介護に手厚い町には、若者が集ってくる
◇地域包括ケアづくりは、よい町づくりのための「投資」

地域包括ケアには、大きな可能性がある

研究所を立ち上げた理由

二〇一六年秋、一般社団法人「地域包括ケア研究所」を立ち上げた。国が地域包括ケアシステムづくりを進めているから、その手伝いをしよう、というわけでは決してない。

長年、地域医療にかかわってきて、自分の意思で生き方を決め、最期まで生き抜くことを支える「地域包括ケア」に、大きな魅力を感じるからである。

年を取っても住み慣れた自宅で暮らし、自宅で死にたいと思っている人は多いのに、多くは病院で死ぬ。介護が必要になると、制度や家族の都合に合わせて、生活の場や生き方を変えざるを得ない現状もある。「子どもには迷惑をかけたくない」という思いが、高齢期の生き方の足かせになっている。

地域包括ケア研究所では、地域の課題に正面から向き合い、その地域に住む人を第一に考えたケアネットワークをつくるための手伝いがしたい、と考えている。

メンバーは、地域活性化と金融の専門家であるファンドマネジャーや、行政の福祉アド

バイザーであり、大学教授として福祉を教える教育者、ブランディング・戦略の専門家、ウェブ医学事典の編集をする医師、人材育成のプロが加わっている。医療・福祉の分野以外の人たちが加わっているのが特徴だ。

ぼくたちは、国が進める地域包括ケアシステムよりも、幅広く、立体的に考えている。高齢者だけを対象にしていたのでは、地域の課題が見えてこない。タテワリ思考に限界があることは、いまさら指摘する必要はないだろう。

タテワリではなく、横断的に考えている。いや、タテワリや横断をもっと進めて、ごちゃまぜにすることにこだわった。ごちゃまぜとは、高齢者も子どもも障害者も地域生活でする人すべてを含み、ケアをする人とされる人も含んでいる。ごちゃまぜは、活気を生む。

地域包括ケア研究所では、取り組むべき三つの地域課題を図－1のように設定した。

ごちゃまぜにすると新しい働き方が見えてくる

「安心の医療・福祉導入」では、高齢者のケアを改善するだけでなく、健康づくり運動を大きな柱に考えている。と同時にこれからやってくる多死時代に対応できるように、地域での看取り力を育成していく。

少子化の進む今、「安心して子育てができる社会」を目指す必要がある。若い夫婦やひ

図-1　地域包括ケア研究所が取り組む地域の課題

安心の医療・福祉導入

- 地域包括ケアの構築／推進支援
- 医療機関／介護施設の改善支援
- 地域の保健／健康指導
- 医療資格者の定着支援

創造性の高い仕事ができる環境へ

- 新しい産業の創出
- 地域だからできる創造性
- 豊かな職場環境
- 子育て／介護離職ゼロ社会

安心して子育てできる社会へ

- 地域参加型の子育てインフラ構築
- 子育て世代のサポート体制
- 豊かな心を育てる子育て環境

出典：地域包括ケア研究所

とり親が安心して子育てできるような地域づくりは、高齢者が安心して暮らせる地域づくりと共通点が多い。

たとえば、日本中には八〇〇万戸の空き家があるというが、これを利用して、地域の介護サービスや保育所、シングルマザーのシェアハウスなどをつくり、そこに雇用を生み出していく。若い世代も、働き盛りの人も、高齢者も、あるいは認知症の高齢者も、そこで生きがいをもって働けるような場をつくり、地域包括ケアと連動していく。医療・介護・子育てによって「創造性の高い仕事ができる環境」づくりも考えていきたい。

「人間が生きていくうえで大切なものは、愛する人がいることと、働く場があること」と精神医学者フロイトは言った。

愛する人がいることや、自分の能力を発揮できる場があることは、生きがいや生きるエネルギーになる。介護や子育てなどのストレスはあっても、そのストレスに負けない強さを身につけさせてくれるのではないだろうか。そういう人間の性質に合った生き方を支える地域包括ケアをつくりたい。

北の地で「地域包括ケア甲子園」

昨年一〇月、地域包括ケア研究所の活動第一弾として、東京で「地域包括ケア甲子園」

を開催した。首都圏の医学部の学生たちが集い、「北海道本別町に地域包括ケアシステムをつくるなら、どんなものがいいか」とアイディアを競い合った。

その一か月後、その上位三チームの代表者と、ぼくたち地域包括ケア研究所のメンバーは、本別町を訪れた。

本別町は、豊かな自然が広がる十勝地方にある。大豆、小豆、ジャガイモなどの栽培や酪農・畜産の盛んな地域。美しい森と農地が広がる観光地でもある。

この日、十勝地区の二〇市町村の首長らが集まり、地域包括ケアの勉強会が開かれた。その会場で、ぼくの講演の後、学生たちがプレゼンテーションをした。

優勝チームは、本別町が、「認知症の人が徘徊しても安心な町づくり」を目指していることに注目した。地域住民の見守りによって、認知症の人だけでなく、子どもも安心して遊ぶことができるのではないかと考え、人口減少を防ぐための対策として三つの「ターン」を提案した。

一つ目は「X（エックス）ターン」。離婚した人、いわゆる「バツイチ」の人や、シングルマザーを町に呼び込み、人口を増やそうという。

二つ目は、「インターン」。一定期間、医師や看護師に来てもらい、町のよさを知ってもらう。

三つ目は、「Uターン」。高校生が主体となる避難訓練を行うなど、若い人たちみんなが参加できる仕組みをつくって町への帰属意識をもたせ、いずれ地元に戻ってきてもらおうという。

この三つのターンを進めることが地域の活性化につながるのではないか、というのが主な発表の内容だ。

本別町の高橋正夫町長は「若い世代の人たちが本別町に向かって、こういう発信をしてくれた。これはいけるぞと、すぐやるぞと。またやらなければならないという決意も含めて、私どもに大きな力を与えてくれる」と語っている。

本別町は「福祉で町づくり」を宣言している。「福祉の町づくり」ではなく、「福祉で町づくり」である。

地域包括ケアづくりに、若い人の発想、特に若い医師や医学生たちの発想を柔軟に取り入れようとしている。こうした町のオープンな姿勢は、医学生にもいい勉強になるだろう。医学部の授業では、地域包括ケアについて学ぶことはほとんどないが、生きた現場の空気から学ぶことは大事な体験となる。

地域包括ケア研究所では、今後も、本別町をはじめとした十勝地方にかかわっていく予定である。帯広市に隣接する芽室町にも行ったが、この町の障害者や高齢者の雇用の充実ぶりは、勉強になった。

夢と志のある若者を応援したい

地域包括ケア研究所では、ユニークな地域包括ケアの提案とともに、柔軟な発想で福祉に取り組む若者を応援したいと考えている。

ノーベル賞を受賞したユヌス氏は、バングラディシュの貧しい人たちの自立を助けるため、小口の融資をするグラミン銀行をつくった。貧しい女性が、融資でミシンを買い、裁縫をしながら経済的に自立していく。小口の融資でも、使い方次第で大きな効果を生む。それと同じように、地域福祉に夢をもつ若者に、無担保で小さな融資をし、地域福祉を育てていくことができないか、と考えている。

介護保険制度をつくったキーパーソンの一人、元厚生労働省の山崎史郎さんと対談したが、彼はやる気のある若いケアマネジャーや介護職の人たちに夢をもってもらえるようにしなければ、介護保険をつくった意味がないという。まったくそのとおりだと思う。

土地をもっている人やそれなりの資本をもっている人は、自力で社会福祉法人をつくって、おもしろい活動ができる。だが、何ももっていないが豊かな発想と志はあるという若い人には助けが必要だ。そういう人たちにもチャンスが与えられるようになったとき、福祉の世界は明るくなり、活性化するのではないか。

地域包括ケアは、そんな若者の夢をかなえる器にもなるはずである。

ぼくが三〇年前、地域包括ケアをはじめたのは、病院の経営や地域の医療費を考えたからではない。おもしろいと感じたからだった。人が喜んでくれたからだった。「これがあって安心」と言ってくれる人がいたからだった。

地域包括ケアは発展途上だ。もっともっとおもしろい世界を展開できるはずだ、とぼくは思っている。

災害にも役立つ地域の底力

地域包括ケアは、災害時にも役立つ。

二〇一一年の東日本大震災以降も、広島の土砂災害、熊本地震、北海道の水害など、全国で災害が起こっている。

地域包括ケアのネットワークは、災害弱者とよばれる要介護者や障害者、子どもらの救援にも役立つだろう。

また、被災地を支援するときにも、地域包括ケアのネットワークのノウハウをそのまま被災地にもっていくことができる。昨年の熊本地震のときも、被災地に諏訪中央病院から医師が駆け付けた。

災害発生直後は、救急医療が中心になる。被災から七二時間、生きるか死ぬかというときには、自衛隊などの救出と連携して、医師や看護師、薬剤師のＤＭＡＴ（災害派遣医療チーム）が力を発揮する。

諏訪中央病院の支援は、ＤＭＡＴの支援が一段落した後、長期間かけて日常に戻していくため、寄り添うような医療・介護を目指している。それは、長年、地域包括ケアで築いてきたものだ。

地域を育てる「太陽」「水」「風」

地域包括ケアシステムはよく、植木鉢に根づいた植物の概念図で説明されている（図－2参照）。人の暮らしを支える大事なものが簡潔に描かれていると思う。

だが、これだけでは足りないように思う。

植物が芽を出し、葉を茂らすためには、太陽も、水も、やさしいそよ風も必要だ。そこで、ぼくなりに新しい概念図を考えてみた。それが図－3だ。

「太陽」は地域包括ケアのシンボルだ。人と人、人と自然、心と体のつながりを示す。人間はいろいろなつながりのなかで生きている。地域包括ケアはこのつながりを今以上

図-２　地域包括ケアの概念図

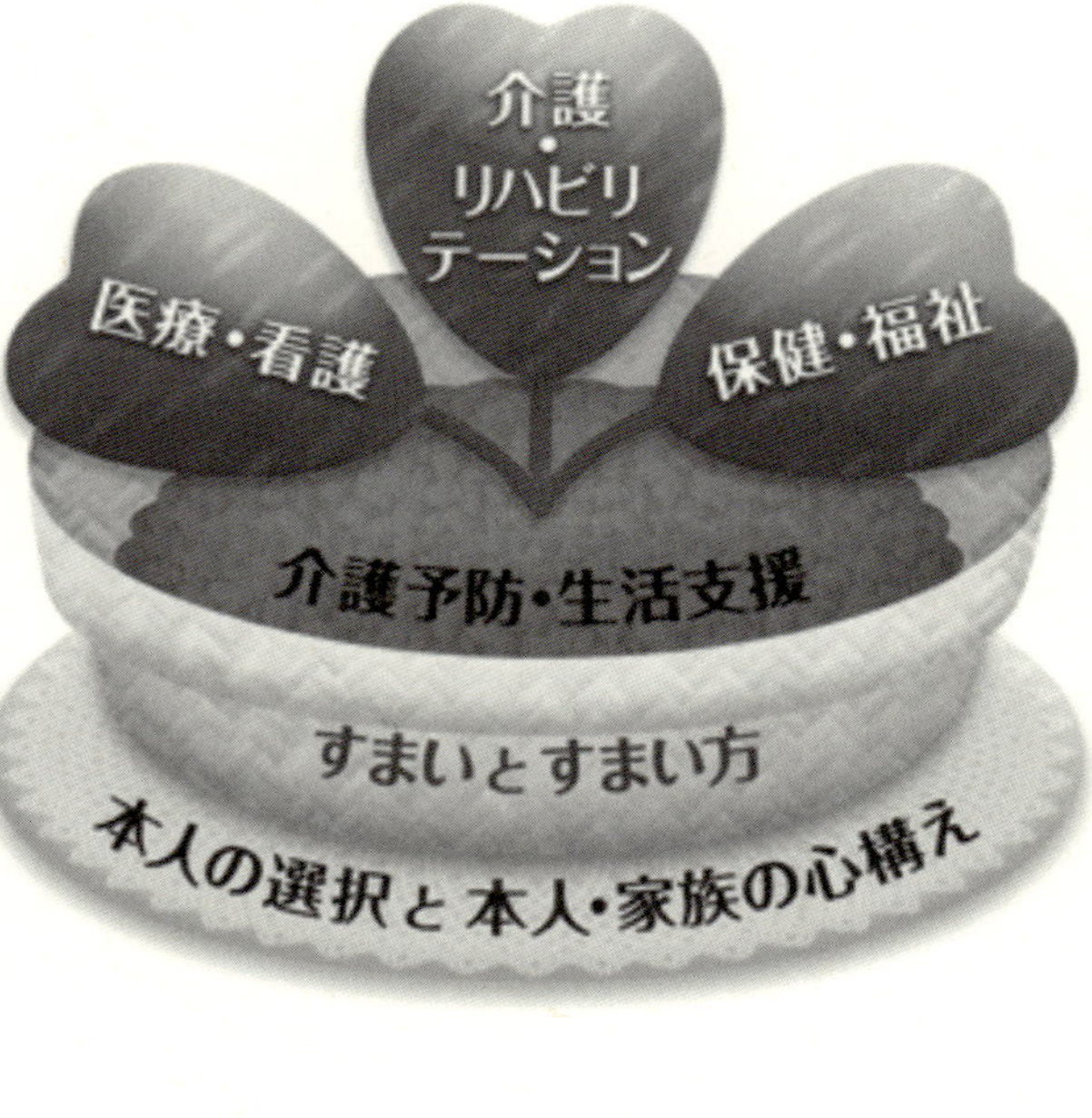

出典：三菱ＵＦＪリサーチ＆コンサルティング「<地域包括ケア研究会>地域包括ケアシステムと地域マネジメント」（地域包括ケアシステム構築に向けた制度及びサービスのあり方に関する研究事業）、平成27年度厚生労働省老人保健健康増進等事業、2016年

に豊かにしていくのだ。

自然とのつながりが豊かになることで、それぞれの地域の特性が出てくるはずだ。心と体のつながりが密になることで、一人ひとりが健康になり、たとえ障害や病気があったとしても、それでも幸せに生きていくことができる。

「水」は町づくりの根幹、仕事と子育てだ。雇用があり、子どもが生まれてくる環境には、豊かなケアが根づきやすい。

これから深刻な人材不足がやってくる。子育てをサポートする態勢ができることによって、安心して働ける人たちが増えてくる。その一割でも、介護の仕事についてくれれば、介護人材不足は緩和されるはず。みんなが気持ちよく働ける場をつくり、安心して子どもを産み育てられる環境をつくっていくことで、地域の消滅を防ぐことができるのだ。

「風」は他者との出会い。風に乗って、よその地からやってくる人を大切にし、風から新しいことを学ぶ。よその人が自分たちの介護サービスを利用してくれるのもいい。ただ観光に来てくれるのもいい。何回か気に入っているうちに、移住してくる人がいれば、大歓迎しよう。混ざり合うときに、地域は強くなる。おもしろくなる。

地域の住民同士のつながりがあり、豊かな自然とのつながりのなかで先祖から伝わる文化があり、自分自身を育てたり高めたりする仕事や生きがい、出会いがある。

そうした太陽や水、風のある豊かな地域は、年を取っても安心して暮らせる地域である

図-3　地域包括ケアの新概念図

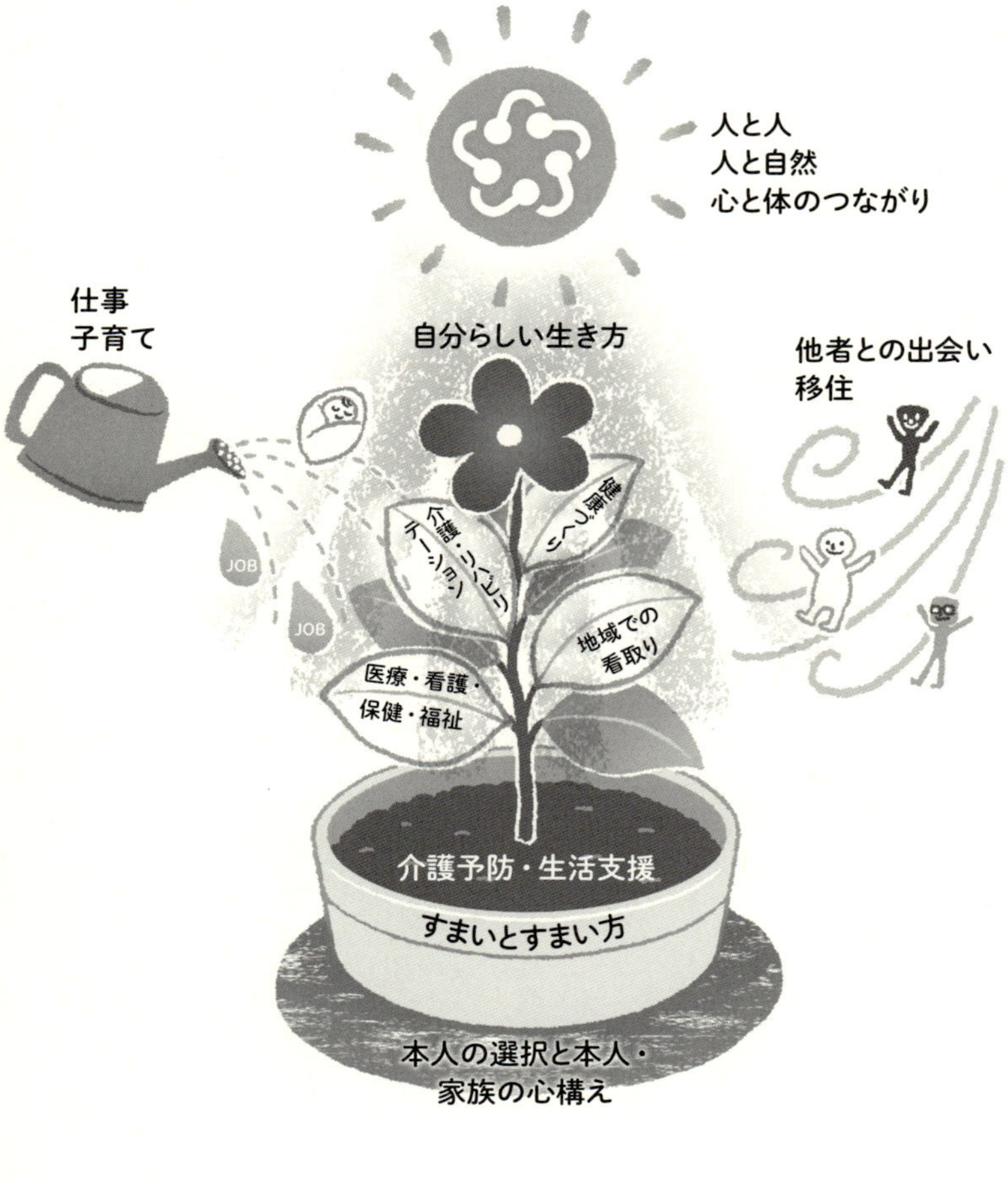

と同時に、安心して子育てできる地域にもなる。医療・福祉のサービスだけでなく、住民を中心とする健康づくりや地域での看取りにつながっていく。それが自分らしい生き方を可能にする要素になる。

本来、人間が生きやすい環境を取り戻すことが、これからの課題ではないかと思う。

「まるごと」の思想

「包括」という言葉は、「まるごと」という意味である。

病気になったり、介護が必要になったりしたとき、医療や看護、介護、その他のサービスが個々に支援するのではなく、それぞれが連携し、その人をまるごと支援することが必要になる。

つまり、「まるごと」という言葉のなかには、変化していくその人の状態に合わせて、継続的にみていくという意味がある。

また、その人を「患者」や「要介護者」というふうに一面的にとらえるのではなく、ある価値観、ある人生観をもった生活者としてとらえ、支援していくという視点も、この「まるごと」には含まれる。

さらに、その人を囲む家族や友人、知人などの人間関係、暮らしのある環境、文化なども含めた「まるごと」のなかで、命を支えるネットワークでもある。「包括」には、そんないろいろな意味が含まれているように思う。

しかし、現実社会には不気味な分断が広がっている。たとえば、正規雇用と非正規雇用、社会的地位、年齢、性別、国籍、宗教、民族、出身地、障害の有無……など、さまざまな属性による分断が生じている。

事件があぶり出した「差別」

二〇一六年七月、障害者支援施設「津久井やまゆり園」で、決して忘れることはできない事件が発生した。元職員の男が、無抵抗の障害者を次々と刺し、一九人の命を奪った。その残忍で身勝手な動機は、各方面に大きな動揺を与えている。

男は、事件前、衆院議長公邸を訪ね、障害者への偏見に満ちた手紙を手渡している。事件後は「事件は社会のために起こした」と供述しているという。

彼の考え方は、ナチスの優生思想と同類であり、特定の属性を差別するヘイトクライム（憎悪犯罪）と、非難されるべきものだ。

ベッドにいる入居者に声をかけ、返事がないと次々に殺していったという犯行に対し、家族に重度の障害者がいる人は、こう強く訴えていた。

「言葉がなくても心はある。体が動かなくても、魂は自由な一人の人間だ。人間として大切にされるべき存在であることを、声を大にして言いたい」

とうてい許すことができない犯行であるが、この事件は、ぼくたちの社会の大きな問題点を露呈させる結果になった。それは、社会的排除や、分断の問題である。

津久井やまゆり園は、山に囲まれた住宅地にあり、重度の知的障害者や知的・身体の重複障害をもつ一五〇人前後の人が入居していた。もし、重度の障害があっても、地域であたり前に暮らせるような社会だったら、このような事件は起こっただろうか。

もちろん、施設で支援を受けている障害者やその家族、日夜、介護をしている職員たちには何の非もない。だが、施設介護というのは、どうしても一般の社会と分断され、見えにくくなる。ノーマライゼーションやソーシャル・インクルージョン（社会的包摂）の必要性が求められるなかで、今回の事件は、ぼくたちの社会が、障害のある人とない人が一緒に暮らせる社会ではないことをあらためて認識させた。

男が事件を起こす数か月前、精神科に措置入院されていたことも動揺を与えている。精神科に入院歴のある人や薬物依存のある人は、「危険人物」だから、社会から分断しなければならないと考える人が一部に現れた。これこそ、ある属性で人を差別するヘイトにつながる。

ヘイトはヘイトを生む。この悪循環をどう断ち切ったらいいのだろうか。

分断する自立ではなく、つながる自立へ

犠牲者の死を悼む追悼集会には、三〇〇人を超える人たちが集まった。追悼集会の呼びかけ人の一人、東京大学先端科学技術研究センターの准教授熊谷晋一郎さんに、ラジオ番組「日曜はがんばらない」(文化放送、毎週日曜午前一〇時〜)にゲスト出演してもらった。

彼は、「当事者研究Ｌａｂ．」を主宰し、当事者研究を行っている。精神障害者や発達障害者、身体や知的障害者が、自分たちの苦しみや困りごとを自分たちで研究し、解決していくとともに、社会に発信、貢献していくというのが当事者研究だ。

熊谷さん自身も、生まれたとき酸欠状態になり脳性まひになった。研究者であり、当事者でもある。

追悼集会には、国内外の四〇〇人を超す人たちからメッセージが寄せられた(当事者研究Ｌａｂ．のホームページ(touken.org)で見ることができる)。

そのなかで、ダウン症の子どもをもつ母親がこんなメッセージを書いている。

彼女は、子どもが誕生したとき「喜ぶことができなかった」。時間をかけて育てながら、子どもを「かけがえない存在」として感じられるようになっていった。事件で亡くなられた一九人の方たちは、当初、匿名とされた。犠牲者が名前も公表できないことを疑問視しない社会にも憤りと悲しみをもち、「障害のある人を隔離するのではなく、あたり前に社

会の仲間として生きていることができるようになれば」と望んでいるという。

障害のある人たちには名前があり、人格や個性がある。尊い命がある。きれいごとではなく、それを本当に理解するには、同じ社会の仲間として交流し、積み重ねていく時間が必要なのだ。

こうした分断社会を、どうしたらいいのだろう。熊谷さんは、依存症を例にあげて、こんな話をしてくれた。

「依存症とは、依存するものが得られないために起こる病です。自分自身をしっかり支えるものや頼るべき人がいないから、薬物や暴力に依存してしまう」

ぼくたちは、自立することを目標にして生きてきた。福祉も「自立」を支援することを目指している。だが、自立とは、なにもかも自分で完結し、孤立を生み出すようなことではない。自立とは何か、もう一度、考え直し、とらえ直す必要があるのではないか。

孤立は、社会を分断し、知らないうちにだれかを社会から排除してしまう。そして、社会の分断は、他者への敵意に変わり、とんでもない暴力的な事件を起こしたりする。そうではなく、お互いに支え合うような、つながりのある自立が大事だということを、熊谷さんの話を聞いていて感じた。

やまゆり園の再建案が検討されはじめた。外部から侵入されないように、ガードを厳重にする案や、「地域では暮らせない」と現地での建て替えを望む声などがあがり、方向性が定まらないようだ。

これでは同じことの繰り返しである。もっと町の中に出てきて、地域のなかに溶け込む方法を考えたほうがいい。たとえば、一階にカフェをつくり、入居者も、その家族も、一般の人も気軽に立ち寄ることができるようにする。

「閉鎖」「分断」「孤立」ではなく、「開放」「連携」「共存」が必要なように思う。

人は、ケアする遺伝子をもっている

ぼくは六年ほど前、ケニアのトゥルカナ湖に行ったことがある。この付近で、一七〇万年前のホモエレクトスの女性の骨が出土している。通称トゥルカナ婦人といわれている。その足の骨には、奇形があった。歩けなかったようだ。さらに、その骨を調べると、ビタミンA過剰症だとわかった。魚の臓物などを多く食べたことで、ビタミンAなどの栄養が過多になった可能性が高い。車いすもない時代、歩けない女性がなぜ栄養過多になっていたのだろう。

おそらく、障害のあるトゥルカナ婦人は、コミュニティの一員として生きていたのではないか。少なくとも、周りの人が食事の世話をしていた。すごい話だ。一七〇万年前、ぼくたちの祖先はすでに仲間をケアしていたのだ。人間とは、ケアする生物といっていいかもしれない。

利己的なだけの集団は生き残るのに適さない。利己的でありつつ利他的な集団が、子どもを産み育てやすい社会をつくり、結果的に繁栄することができた。だから、ぼくたちが生き延びていくうえで、利他的に生きることはとても大切なことなのだ。

一人の男が起こした残虐な犯罪を乗り越えて、人々がつながりながらそれぞれの個性を発揮して生きていける社会を構築していく勇気をもちたいと思う。地域包括ケアは、分断をつなぐ、その第一歩になるはずである。

地域づくりのポイント

◇広い視点をもつと、地域包括ケアは大きく育つ
◇地域を「まるごと」支える
◇「分断」「差別」「孤立」ではなく「開放」「連携」「共存」

第2章

ぼくたちが始めた地域デモクラシー

見えない「地域の力」を上手に利用する

諏訪中央病院の緩和ケア病棟に入院する千代さん（仮名）には、気がかりなことがあった。ぼくが回診に行くと、いつも同じことを口にした。

「なんとか、息子がいいくじを引き当てますように」

二〇一六年は御柱祭の年。七年ごとの寅年と申年に行われるこの大祭は、諏訪地方の人たちにとっては一大イベントであり、人生の節目であり、心の支柱になっている。

残雪の八ヶ岳を背景にした芽吹きの季節、樹齢一五〇年を超すモミの大木を山から切り出し、木落し坂の大滑降を目指す「山出し」、四、五月には人の住む町中を曳行する「里曳き」、そして、御柱が垂直に立ち上がる「建御柱《たておんばしら》」……とクライマックスを迎える。

御柱は、上社本宮、上社前宮、下社春宮、下社秋宮の四つの神社に四本ずつ建てられる。計一六本の御柱には序列のようなものがある。ぼくたち上社の氏子である地域では、先頭を走る「本宮一」（通称ホンイチ）を曳くことが、最も名誉とされている。

どの地区の氏子がどの御柱を担当するかは、諏訪大社での抽選式、つまりくじ引きで決められる。ホンイチを引き当てたものなら大手柄。後のほうの順位を引いてしまうと、しばらく肩身の狭い思いをするらしい。

その責任あるくじを引くのが、それぞれの地区の代表であるくじ総代だ。千代さんの息子は、その大役を担っていたのだ。

「息子がいいくじを引いてくれたらなあ」

千代さんは、体中に腫瘍が広がっている。でも、心は病気に支配されていない。自分の病気はそっちのけで、そわそわ落ち着かず、毎日、祈るような気分で過ごしていた。文化、自然、生活という地域のなかで、彼女は生き生きと今を生きているのだ。

もっとも、御柱祭の年になると、諏訪地方の人たちは多かれ少なかれ、そんな調子だ。地区ごとに木遣《きや》りの練習がはじまったり、いいくじが当たることを祈願する参拝者が増えたりする。御柱祭のある年には、家の普請や結婚式などはできるだけ避ける。祭りのために、七年かけて準備をし、祭りの年にはパアっとお客さんに大盤振る舞いをする。まるで長い間、地中で過ごすセミの幼虫が、羽化し、ひと夏だけ鳴き競うようでもある。そういう文化が、この地域には根づいている。

二月に入り、千代さんを回診した。

「鎌田先生！　聞いてください」

病室に入るなり、明るい声が飛んできた。以前と違って、千代さんの顔が晴れ晴れとしている。息子さんが、いいくじを引いたんだな、ということがわかった。

息子さんが引いたくじは、「本二」という、全体でみると二番目にいいくじだったそう。

先日、家族でお祝いをしたばかりだと、うれしそうに話してくれた。

力を合わせてお願いだあ

御柱の年は、病院のなかも御柱祭一色である。

緩和ケア病棟のラウンジに行くと、御柱祭のおんべが飾られているのに気づいた。

神主が祝詞をあげるときに振る御幣《ごへい》は紙の房でできているが、御柱祭のおんべは木の皮をカンナで薄く削ったものでできている。そのおんべを持ち、木遣りを歌う。

一〇トンもの巨木を切り出し、曳きまわし、乗ったまま滑り降りる御柱祭は、危険と隣り合わせである。それを、木遣り一つで、氏子たちの心を鼓舞し、注意を呼びかけ、一つにまとめあげていくのだ。

「ヤア、山の神様、お願いだあ
ヤア、心そろえてお願いだあ」

御柱が通過する各所で歌われる木遣りがあり、町中の「大曲り」といわれる急カーブでは、いっそう声を張って呼びかける。

「ヤア、ここは難所だで、お願いだあ
ヤア、雄綱雌綱を引き締めて」

と話した。

「あれ?、おんべがあるね」

ぼくが言うと、若い女性の看護師がはずかしそうに、木遣りコンクールで入賞したのだ、

すると、病室からラウンジにお茶を飲みに出てきていた患者さんや、ほかの看護師たちが「歌ってほしい」とはやし立てた。

はじめは、いやいやと遠慮していた看護師もとうとう粘り負けし、白衣姿で木遣りを披露することになった。

甲高い、すがすがしい木遣りの歌声が、緩和ケア病棟に響く。それに合わせて患者さんが、ヨイサー、ヨイサーと呼応する。

まだ外は、冷たい雪空だが、早くも心はわき立った。

「おれ、元気になるぞっ」

ベッドから寝まきのまま出てきた患者さんは、いい笑顔を浮かべた。

くじを心配していた千代さんも、四、五月の山出し、里曳きにはお客さんがたくさん来るから、「それまでは生きたい」と、前向きな発言をするようになった。人は病気になったり、障害を負ったりしても、地域のなかでそれぞれの役割をもっている。

命を支えているものは医療だけではない。介護だけでもない。ふだんは目に見えない「地域の力」の大切さが、ありありと見えた瞬間だった。

緩和ケア病棟というと、終末期を過ごすための病棟、看取りのための病棟というイメージをもつ人が多いだろう。でも、ぼくは「命の応援病棟」というふうに思っている。地域の力を借りながら、最期まで自分の人生を、主人公として生き抜くための病棟なのだ。

祭りと地域包括ケアの共通点

建御柱で、諏訪中央病院の副院長は御柱のてっぺんまで上り、男性の看護師は、左右に伸びた角をもつメドデコに乗せてもらった。ぼくも、前回の御柱祭まで、御柱の先頭や、メドデコの先端に乗せてもらったりした。

地域としっかりしたつながりがないと、御柱にはなかなか乗せてもらえない。「諏訪中央病院は、地域のためによくやっている」と、地域から受け入れられ、信頼されてきた証だと思う。

月に一度、若い医師たちと「おらほの勉強会」という地域医療の勉強会を開いている「おらほ」とは、長野県の言葉で「私たち」という意味だ。その「おらほの勉強会」で、「祭りと医療」というちょっと変わったテーマで議論した。

祭りは、「非日常」である。ふだんはあまり目立たないが、祭りのときには生き生きと輝きを発する人がいるものだ。平坦でありふれた毎日、行き詰まり、うまくいかないような「日常」であっても、祭りという「非日常」では、その人のもっている隠れた才能や魅力が、不意に表面に現れてきたりする。

そうした「非日常」には、「日常」の空気を変えたり、気分を変えたりする力があるのだと思う。自分の力を超えた大きなものに身を委ね、祈り、自分を取り戻していく機会にもなるだろう。

医療は、祭りと似ている。健康な人が病気になると、突然、「非日常」の世界に放り込まれる。そこで、受ける医療もまた、「非日常」になる。

入院したり、通院したりしながら、自分の病と向き合って、これまでの生活や生き方を見直したり、自分を支えてくれている家族や友人たちに感謝したりする。だから、病は、悪いことだけではない。もちろん、病気にならないことに越したことはないが、「非日常」

から「日常」を見つめ直す機会になるとしたら、病気もそう悪いことばかりではないように思う。

地域包括ケアの一員は、「非日常」の世界に放り出された患者さんを、ケアし、よりそい、支え、再び「日常」に戻れるように手助けするのが仕事だ。「非日常」と「日常」の間に立って、うまく橋渡しする、といってもいい。

しかし、治療して治る場合はいいが、がんの末期や加齢に伴う慢性疾患など、一生つきあっていかなければならない病気や障害も多い。その人にとっては、病気や医療とのかかわりは「非日常」ではなく、「日常」になる。

地域包括ケアは、その人を「非日常」から「日常」へとつないでやることが大切な役割だが、それだけではなく、その人の「日常」をいかに支えるかということが大きな課題になってくる。この二つを支えることが、地域包括ケアの役割だろう。

地域づくりのポイント

◇祭りや地域のイベントを生きる力につなげる
◇「非日常」を上手に利用し、「日常」を支える

「幸せ」という尺度で考える

地域へ飛び出して見えた「日常」

諏訪中央病院は地域から受け入れられ、年々評価も高まっている。だが、はじめからそうだったわけではない。四三年前、医学部を卒業したばかりのぼくが、東京から赴任したころの諏訪中央病院は、累積赤字四億円の傾きかけた病院だった。

地域の信頼を得るには、どうしたらいいのか。

病院は、命を助けてこそ価値がある。東京では助かる命が、地方では助からないという不平等を解消したいと思った。まず、救急医療、高度医療に力を入れた。

その結果、脳外科やがんの外科、脊髄外科などの手術件数は、二〇〇〇年当時には、年間一五〇〇件に及ぶまでになった。断らない医療を目指し、年間一万三六〇〇件の時間外救急も受け入れている。循環器科は二四時間体制をとり、心筋梗塞に対する血栓溶解療法や冠動脈拡張術、ステント挿入などの治療を早い時期から導入していた。

同時に、温かな医療を目指した。それは、単に医療技術を住民に提供するだけでなく、「生きててよかった」と思ってもらえるようなシステムが必要だと考えていた。

そこで始めたのが、病院から飛び出して、地域へ出ていくことだ。一九七五年から九〇年にかけてのことである。

当時、長野県は全国で二番目に脳卒中が多く、不健康で短命な地域だった。脳卒中を治療するよりも、まず脳卒中にならないようにする予防が大事だと考えた。

塩辛い漬物にしょうゆをかけて食べるような食生活を見直すこと、野菜をたくさん食べること、運動をすること、など生活習慣病の予防として大切なことを、住民たちに広めていった。これが、現在の平均寿命日本一の長野へとつながっていく。

当時、日本中で手薄だった在宅ケアにも積極的に取り組み始めた。介護保険が始まるはるか以前のことである。

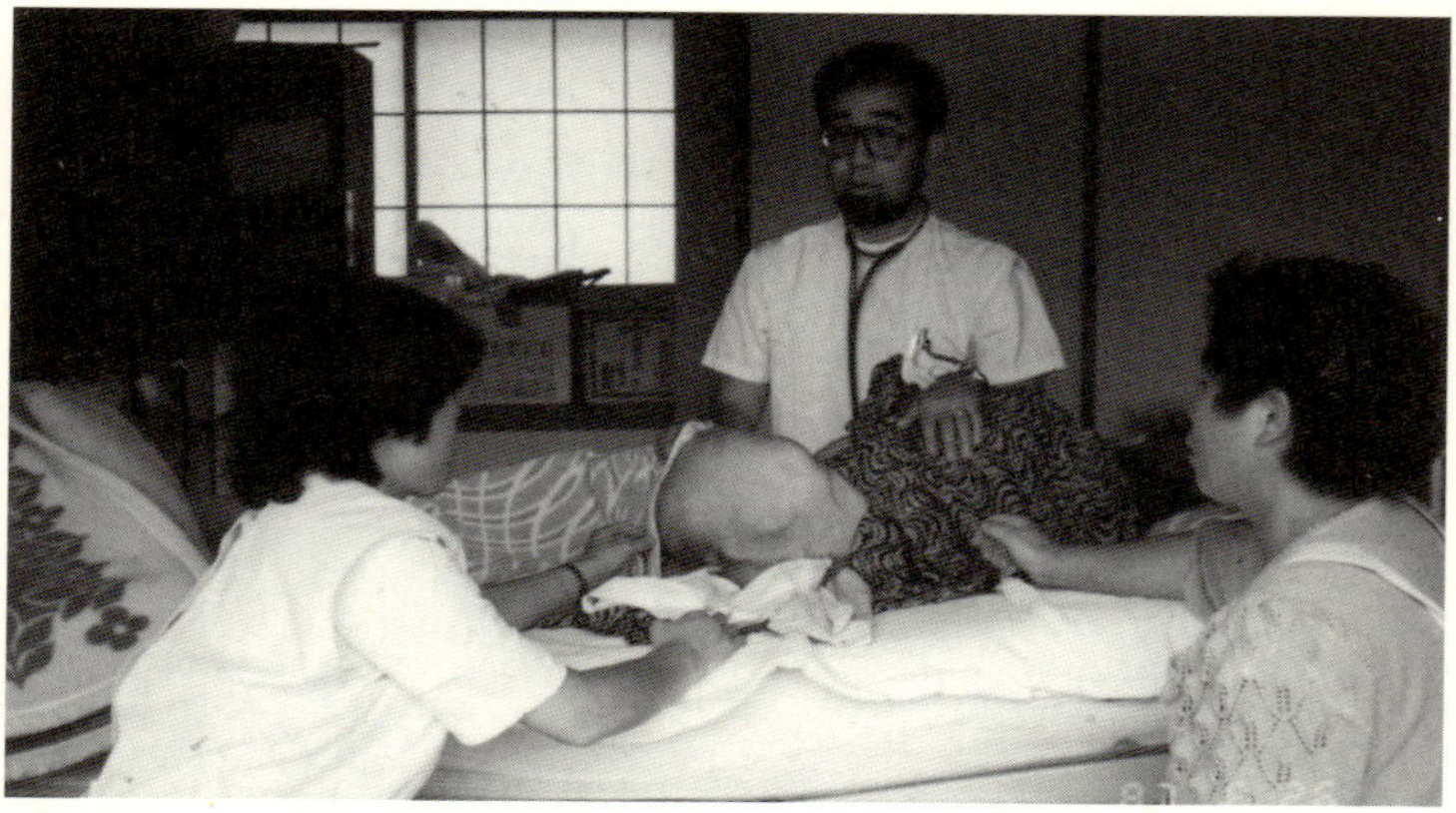

日本初のデイケアが生まれた

病院では必死に命を救うことに力を尽くしていたが、せっかく助かった命を、心から喜ぶことができない現状があった。半身まひや寝たきりになり、介護が必要になったからである。悲惨な「日常」を、ぼくたちは見て見ぬふりはできなかった。

脳卒中で倒れ、在宅療養する高齢者のお宅を訪問すると、日の当たらない、いちばん奥の部屋に寝かされ、嫁や妻がほとんど一人でお世話をするという光景を目の当たりにした。寝たきり老人になると、外出はもちろん、何か月もお風呂に入っていないというのも、めずらしくなかった。介護は、する人にとっても、される人にとっても、いつまで続くかわからない地獄に例えられた。

こうした寝たきり老人を日の当たる場所に出したい、せめてお風呂に入れたい。そんな思いから、ボランティアを巻き込んで、入浴サービスをはじめた。その取り組みは、日本で初めての高齢者を対象にしたデイケアへとつながっていく。

在宅ケアを展開するうえで、訪問看護も力を発揮した。これも、訪問看護制度がなかった時代に始めている。

病院のなかにいるだけでは、その人の生活を支えることはできない。その人と、その人の周りにいる家族、環境のなかで、医療は何をすべきなのか、重要な課題をつきつけられた。

人間的なネットワーキングが大切

「救命はできるようになったが、幸せにできるようになったか」

これは、ぼくのなかの最も重要な問いかけの一つになった。

医療の世界では、「地域」「生活」「幸せ」などという、あいまいになりやすい概念は嫌われがちだ。でも、医療が地域で生活している人のために存在しているとすれば、この「地域」や「生活」「幸せ」からは離れられない気がする。

医療が、この方向に向かうならば、医師だけでは担いきれない。当然、看護や介護、福祉の多職種の人たち、そして、地域の住民とつながることが重要になる。

そのころ、社会学者のリップナックとスタンプスが、「ネットワーキング」という言葉を使い始めていた（『ネットワーキング　ヨコ型情報社会への潮流』プレジデント社、一九八四年）。ネットワークとは、活動、希望、理想の分かち合いを可能にするつながりであるのに対して、ネットワーキングとは、他人とのつながりを形成するプロセスである、としている。

地域包括ケアは、単に医療や介護がネットワークをつくって連携すればいいというものではない。ネットワークだけつくろうとすると、合理的になったり、官僚的になったりするあまり、本人の望みとはずれてしまうことがある。冷たい連携になってしまうおそれもある。

ネットワーキングでいちばん大切なものは、人間的であるということだ。そこには、考え方や価値観の違う個人がいて、お互いに尊重しあいながら、自発的に結びついた人間的なつながりがある。地域包括ケアにおいては、その人が「生きててよかった」と思えるような、「生活」と「幸せ」を実現するために、自在に変化し、つながっていくネットワーキングである。

こうしたネットワーキングを、地域のなかへ伸ばしていくには、どうしたいいのだろか。その模索が、三〇年前、ぼくたちが始めた「地域包括ケア」の出発点だった。

地域づくりのポイント

◇その人が生きる「地域」「生活」「幸せ」を忘れない
◇人間的で自在に変化するつながりを地域のなかに伸ばす

病院を地域に開放する

バブルがはじけ、経済の停滞がはじまる一九九〇年代、医療をとりまく環境はいっそう厳しくなった。医療という命と直結するものが、経済的論理によって再構築が求められようになったのである。

医療費抑制政策のなかで、日本の医療自身が病んでしまうのではないか、と危機感をもった。医療を経済的論理で進めようとすればするほど、医療従事者は疲れ切り、患者は冷たく切られていく。

地域の医療が元気になり、本来の力を発揮できるようにするには、どうしたらいいのか。それは、少なくとも経済的論理では解決しない。地域のなかの医療のあり方を考えていくこと、とりわけ地域と共生する方向で考えていくことこそ、地域の医療を救うことになる。その具体的な形が、「地域包括ケア」だった（図－4参照）。

このころ、ぼくは「共生を目指した病院づくり」を意識していた。病院という場を、医療

図-4　地域と医療の共生

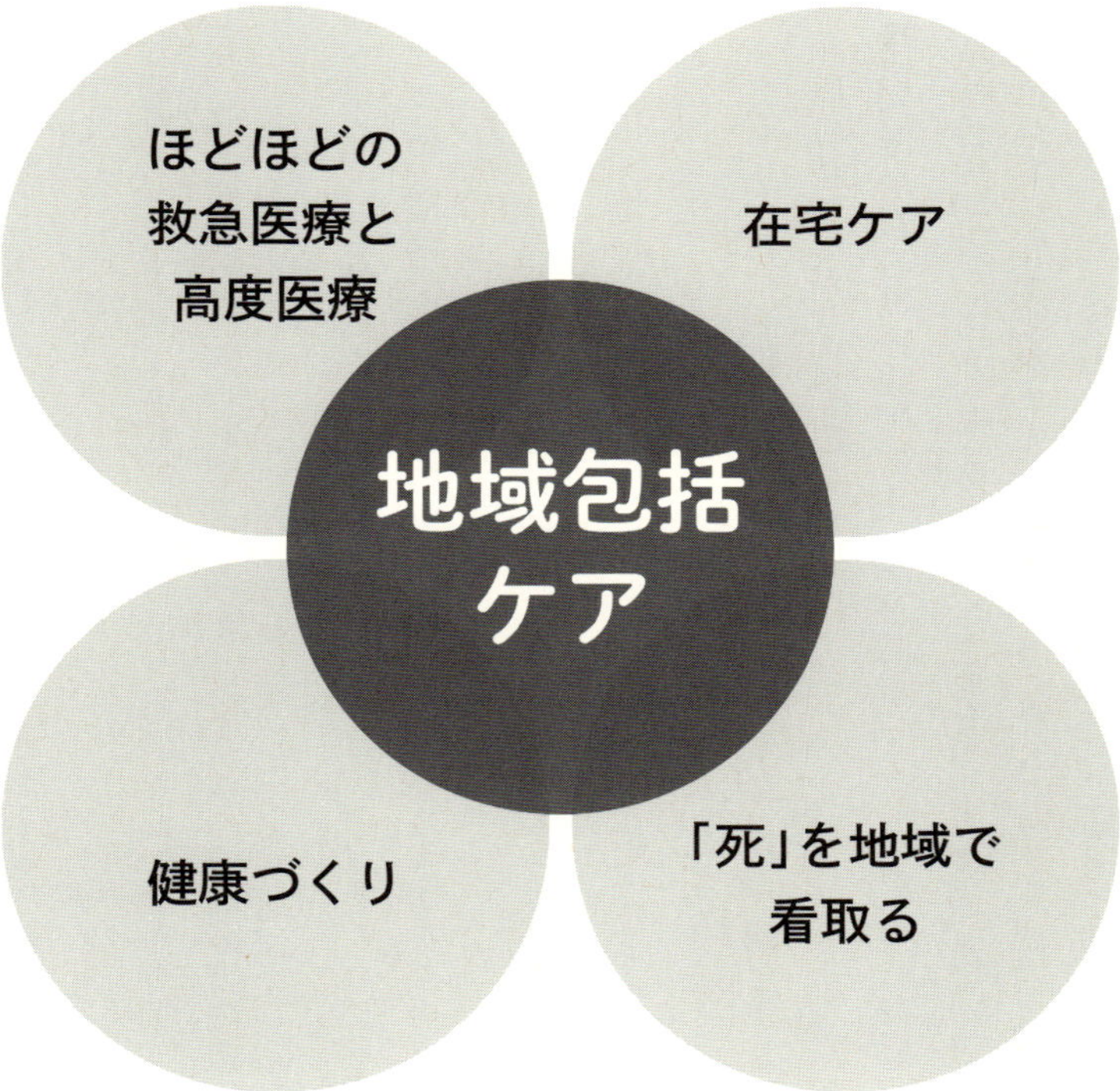

関係者と患者のためだけのものにせず、広く地域の人がかかわる場所にしたいと考えていた。たとえば、一九八六年、高校生を対象にしたボランティアサマーキャンプを開いた。一五人の高校生が病院のゲストルームに寝泊まりし、患者さんの食事介助、入浴介助、話し相手などをした。訪問看護にも同行してもらった。夜には、知的障害のある子どもたちと食事会や花火大会を楽しんだ。

全国的に学校が荒れている時期であった。そんなときに、子どもたちに病院という場を体験してもらうことは、道徳や倫理の教科書を読むこと以上に大切なものを教えることができると思ったのである。

病院が中心になって、地域の障害者と協力し、車いすテニス世界選手権を蓼科で行った。大会開催のための費用を集めるため、画家・原田泰治さんにポスターをつくってもらったり、絵本をつくってもらったりした。そんな活動が広がるなかで、期せずして地域の人たちが協力し合い、地域がつながりはじめた。

今でこそ、「国枝慎吾選手らの世界的アスリートが活躍しているが、当時のぼくはまだ「障害者スポーツ」というものになじみがなかった。大会に招いたアメリカの世界チャンピオンのプレーを間近に見て、心から驚いたものである。

医療情報を住民に提供する「ほろ酔い勉強会」も開いた。健康になるための学びの場として、毎回、住民が興味をもちそうなテーマを選び、病院の医師、ときには外部からの講師を招いてレクチャーしてもらった。

住民の参加が境界を取り払う

多くのボランティアが、病院にかかわるようになった。デイケアボランティアをはじめとして、来院者を案内するロビーボランティア、病院の庭に季節の草花を咲かせ、みんなの心をなごませているグリーンボランティア、緩和ケア病棟で患者さんや家族とともにお茶を飲んだり、話し相手をするホスピスボランティア……たくさんの住民たちが、病院のなかに入るようになった。

多彩なボランティアの存在は、無味乾燥になりがちな病院を、人間と人間が顔を合わせ、その関係性のなかで治療していく、あたたかな空間に生

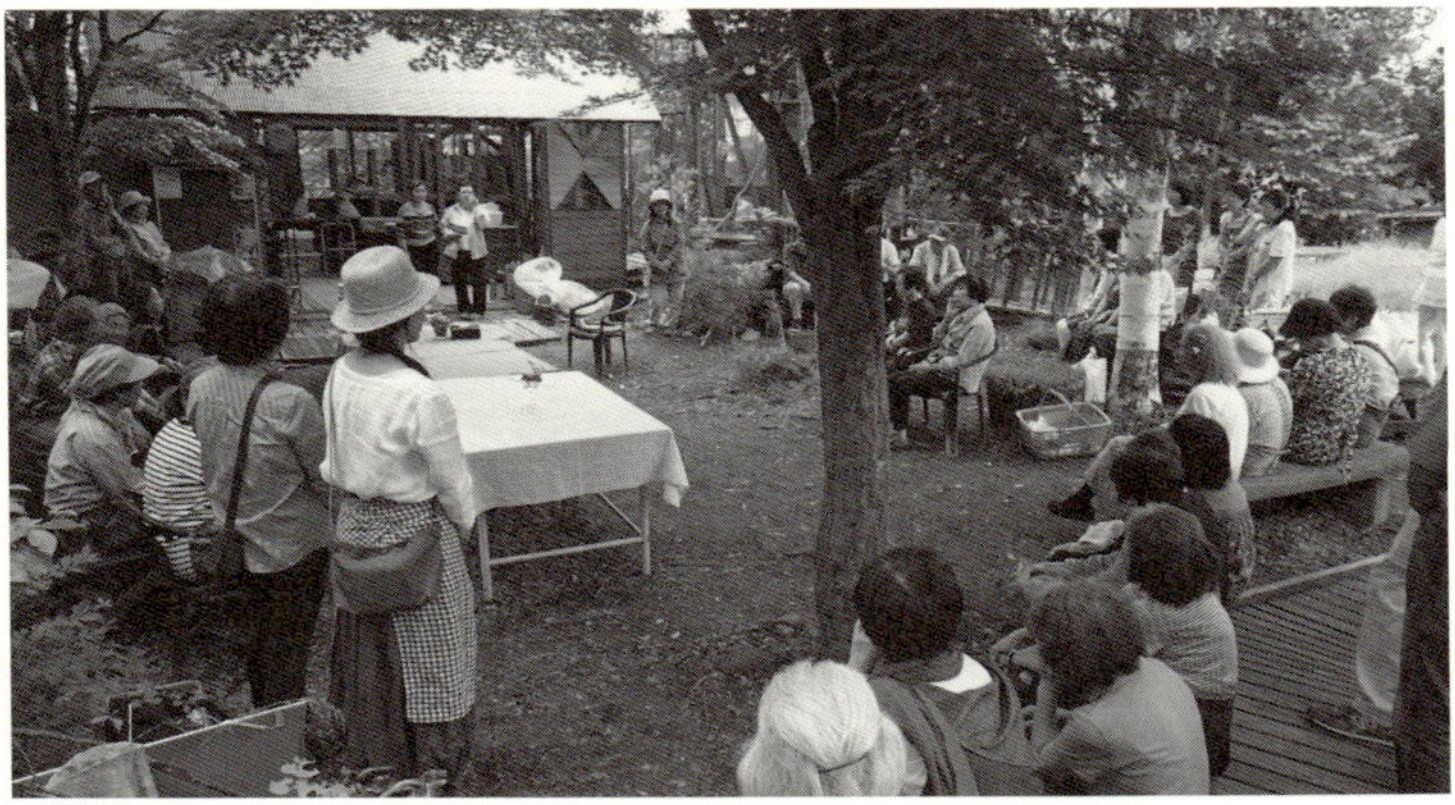

まれ変わらせた。「病院らしくない病院」へと変えてくれたのである。

ぼくの前任者である故・今井澄氏（一九八〇〜八七年諏訪中央病院院長）は、ぼくが書いた『医療がやさしさをとりもどすとき』（医歯薬出版、一九九三年初版）で、これからの病院のあり方についてこんなことを語っている。

これまでの病院はというと、患者さんが来る。そうすると親切に診て、的確に診断をして、高度な技術でサービスをして病気を治す。それがいい病院だった。それが、予防もやりましょう、訪問看護もデイサービスもやりましょう。という病院らしくない病院になってきた。ところが、これからは、病院なんていう概念を薄めてしまい、地域のなかにジワッと浸透していって、病院と住民との境界がなくなっていくようなそういう方向というのはどうですかね。

地域のなかに浸透し、病院も住民も境界がない医療。それは「地域包括ケア」のなかの医療のイメージと不思議なほど重なる。およそ二五年前、今井氏はすでにこれを予見していたのだろうか。

背中を貸す温かさ

行政や社会福祉協議会、病院、地域の医師会などのネットワークのなかに、地域住民やボランティアを入れていたことは、ぼくたちの地域包括ケアを生きたものにした要因の一つだったと思う。

住民やボランティアの力というと、ぼくはいつも思い出すことがある。

それは、四〇年ほど前、在宅の寝たきりや障害をもつ高齢者が一年以上入浴していない事実を知ってはじめた「お風呂に入れちゃう運動」での一コマだ。

まだ専用の入浴施設もなく手探りで、病院のスタッフと住民ボランティアによって日帰り温泉に行くことからはじめた。

「生き返ったよ」

「ありがたい」

久しぶりのお風呂に満足した高齢者たちから、そんな言葉が口々に出た。

何度か回数を重ね、入浴サービスの雰囲気も和みだしたころ、ある高齢の女性がこう言った。

「お風呂に入れてもらって幸せ。私も背中を流してあげたい」

その言葉に反応した中年女性のボランティアがいた。さっと水着の上をはだけて、まるまる背中を差し出した。男性スタッフのいる前で、勇気ある人だなあ、と思った。

介護を一方的に受けるだけでなく、お返しに自分も何かしたい。そんなあたり前の気持ちを、あたり前に受け取った住民同士のフラットな関係は、医療や介護に携わる者にとって、盲点をつかれたような思いがした。

あたり前の生活がある地域においては、サービスを提供する者とされる者の境界はあいまいだ。もちつもたれつ、という関係で成り立っている。

その「もちつもたれつ」の関係は、一方的になりがちな、医療や介護のあり方に警告を与えてくれている。

住民が参加しているかどうかが大事

健康は基本的人権であるとして、すべての人が手にできるように保健医療のあり方を考え、実践していくのがプライマリ・ヘルス・ケアだ。これには地域包括ケアの考え方と重なる部分が多い。

一九七八年、カザフスタンのアルマ・アタ（現在アルマティ）で開催された世界保健機関と国際連合児童基金の合同会議で、国際的に初めてプライマリ・ヘルス・ケアを定義し、すぐにでも実践する必要が強調された。アルマ・アタ宣言である。

アルマ・アタ宣言は「すべての人に健康を」をスローガンとして掲げ、先進国と発展途上国の健康格差や健康不平等を解消することを目標にしている。発展途上国を対象にしたものと受け取られやすいが、その理念は、超高齢社会の日本にも十分に参考になる。住民の「参加」「自助」「自決」の三つが不可欠とするアルマ・アタ宣言は、地域包括ケアを考えるうえで重大なヒントをくれる。

地域包括ケアは、単なる疾病対策や健康管理や多様な在宅ケアがあればいいというものではない。アルマ・アタ宣言で定義されたように、住民自身が「参加」し、健康を維持するために「自助」し、暮らし方や生き方を「自決」することが大切なのだ。

健康民主主義、ヘルス・デモクラシーという言葉がある。医療という恩恵は、王様や体制に与えられるものでなく、一人ひとりが健康に生きる権利をもっているのである。かつての「医師のいうことには逆らえない」という風潮や、「すべてお任せします」というパターナリズムは、健康民主主義の対極にある。

四〇年前、ぼくたちが住民を巻き込んで始めた健康づくり運動が地域に根づき、実を結んだのは、住民の「参加」「自助」「自決」があったからである。

地域が医師を育てる

通称「御柱街道」に、御柱を休め、一夜を過ごす「子之神《ねのかみ》」という集落がある。そこから近い公民館で、一〇回目の鎌田塾が開かれた。

諏訪中央病院には、全国から研修医が集まってくる。鎌田塾は、鎌田と地域のボランティアたちが講師になり、地域医療を肌で、特に胃袋で学んでもらうための特別講座で、毎年一回行われている。

この日、地域の食生活改善推進委員（通称、食改さん）という食のボランティア約二〇人と、研修に来ている医学生や研修医らが、夕方五時ごろから一緒に食事をつくり始めた。

もち米を〝半殺し〟にして、エゴマの実をまぜたおはぎ、タラの芽の天ぷら、鯉こく……。この地域に伝わる料理や、健康を意識してアレンジした料理が次々とつくられていく。

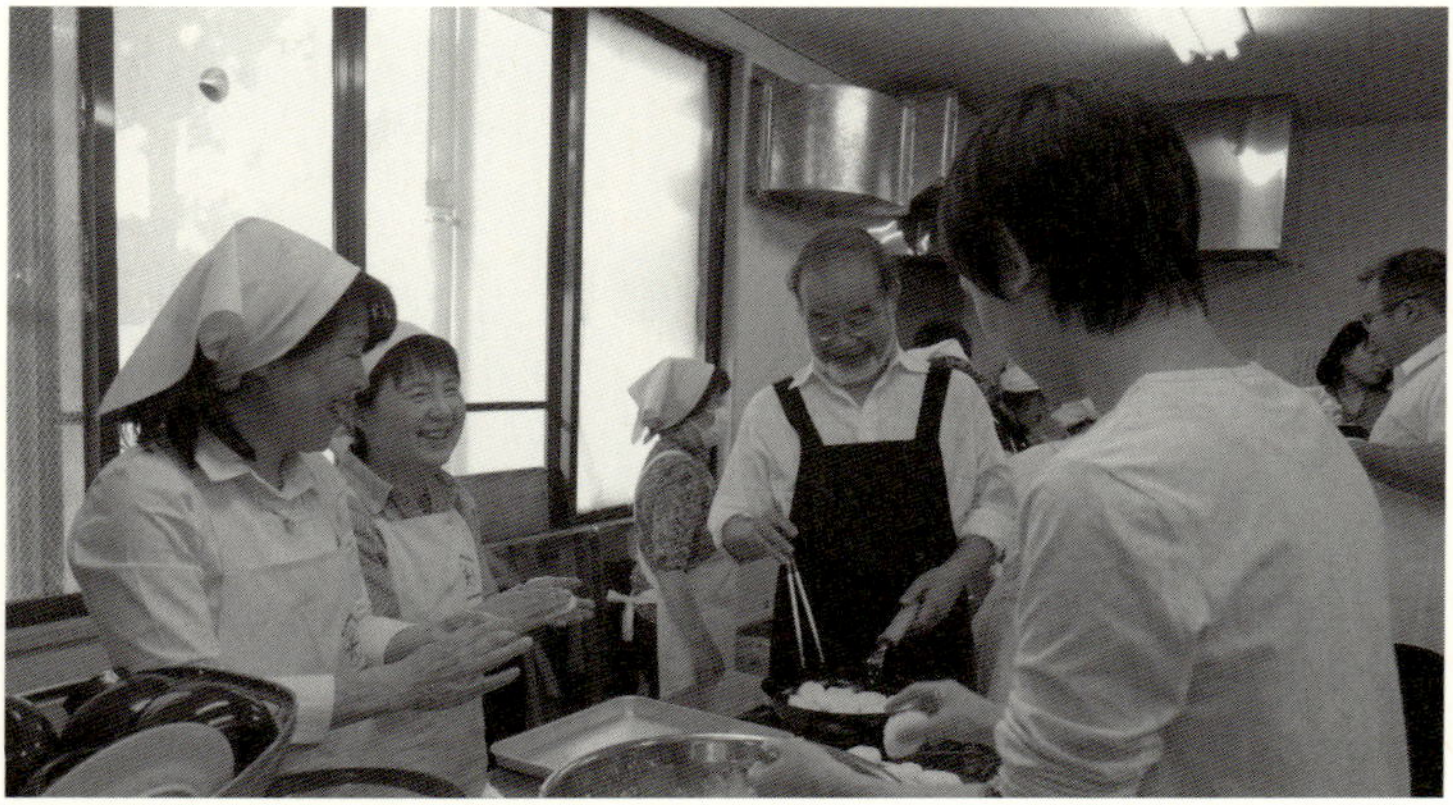

食改さんたちは、六〇～八〇歳のベテラン主婦が多い。毎日の食の大切さを実感している人たちであり、一度身についた習慣はなかなか変えられないということもよく知っている。

そこで彼女たちが行ったのは、手に入りやすい身近な食材を活用したり、ふだん食べている料理に一工夫したりして、健康的な食生活へと近づけていくことだった。

たとえば、「オメガ三系の油が健康にいい」とぼくたちが情報を提供すると、オメガ3系の油を含むクルミをすりつぶし、野菜のクルミ和えなどのレシピを提案したりする。クルミは信州の名産品で、昔からよく食べられている。みそ汁も塩分が多いからやめようというのではなく、みそを減らす代わりに野菜をたっぷり入れた「具だくさんみそ汁」も、彼女たちの提案だった。

地域の伝統のなかに病院がある

鎌田塾では食改さんたちとぼくたちがどんな形で健康づくり運動を進めてきたか、若い医師たちに歴史を伝えていく機会になっている。

ときには保健師さんや栄養士さん、一般の市民が参加してくれる。町ぐるみの歓迎会なのだ。

諏訪中央病院で、悪性リンパ肉腫の息子さんを亡くした女性がやってきて、自分の息子をどれほど丁寧にみてくれたか、切々と話してくれる。そして、地域とつながっている諏訪中央病院の伝統を忘れないように、と市民が教育してくれるのだ。

食改の会長さんが言い出した。

「病院がピンチになったら、私たちが応援する。私たちがSOSを出したら、すぐに飛んでこないとダメよ。これが諏訪中央病院の伝統。大切なことをみんな忘れないでね」

おなかいっぱいごちそうになった若い医師たちは全員、「はい」と、大きな声で返事をした。

地域包括ケアは、こうした地域の歴史を引き継いでいくことから始まる。

そして、住民自身による「自分たちで何とかしたい」という思いに、医療や介護のほうが巻き込まれるような活動が重要になっていくのだ。

全国的に医師不足である。長野県も決して、医師が足りているわけではない。特に介護の人材不足は深刻だ。

どうやったら、医療・介護従事者を増やすことができるか、そして質の高い人材を育てていくことができるか、全国の自治体では悩みの種だ。

そんななか、ぼくたちの地域では、地域の住民が医師の定着率をアップさせてくれている。こんな地域はめったにない。すばらしい地域だと自負している。

住民中心の地域づくり

鎌田塾も回を重ねるうち、食改さんたちと若い医師たちの間につながりが生まれてきた。いまや〝つなげる人〟としての鎌田實は必要がなくなった。住民と若い医師たちがすぐに話し合える土壌ができたのだ。

諏訪中央病院の病院祭では、嚥下障害の改善に取り組む医師・看護師のチームと、食改さんが協力し、誤嚥しにくい食べ物の工夫などを提案するブースを出した。医師・看護師チームが啓発し、「嚥下に不安がある人は、地域の食改さんに相談してください」と、食改さんがフォローする。いいチームワークができた。

食改さんの活動は地域に根差し、自分も活動に参加したいと手をあげてくれる若い人も少しずつ増えている。

茅野市には、住民自身が地域づくりに参加する大きな経験があった。

諏訪中央病院を中心にした「地域包括ケア」づくりと並行して、茅野市では、住民たちが積極的に参加し、「福祉二一ビーナスプラン」の作成に取り組んだのである。

子どもも障害のある人も高齢者もみんなが仲よく暮らせるように、という願いから、一九九六年「茅野市の二一世紀の福祉を創る会」が発足。住民を主体とする約三〇〇人が「やらざあ一〇〇人衆」として参加し、日本社会事業大学の大橋謙策教授（当時）のアドバイスを受けながら、茅野市をどんな町にしたいのか、熱い議論が始まった。

「やらざあ」とは、この地域の方言で「さあやろう」という意味。メンバーは分野別の地域の課題を出し合い、意見を集約。さらに講演会などを開いて、市民と問題を共有したり、意見を聞いたりして、地域のニーズをまとめていった。

その膨大な意見、要望は、時間をかけて分類され、精査され、最終的に茅野市の地域福祉の四つの理念へと集約されていった。それが、次の四つだ。

① 一人ひとりが主役となり、「共に生きる」ことができるまち
② 生涯にわたって健やかに、安心して暮らせるまち
③ ふれあい、学びあい、支えあいのあふれる福祉のまち
④ すべての人にとって豊かで快適に生活することのできるまち

町づくりは「波」だ

茅野市の取り組みの特徴的なことは、行政が計画案をつくり、市民に諮《はか》るというのではなく、市民が市民の意見をビルドアップしていることである。市民が自分たちの計画をつ

くると同時に、実行もするのである。

たとえば、「こども・家庭応援計画」では、「子どものことを議論しているのに、子どもが参加しないのはおかしい」ということで、子ども館の設計や運営に、中高生も加わることになった。

しかし、住民参加はいうほど簡単ではない。住民への報酬は一切ないなかで、三〇〇回以上の会議を積み重ねた。なかなか意見がまとまらず、いらだつ住民もいた。行政の仕事をおしつけられたという人もいた。

その一方で、計画をつくる過程で明らかになった地域の課題を、みんなで解決しようという機運が高まり、NPOやボランティア活動も活発になった。

こうした住民の熱に触れると、行政も「前例がない」などと言っていられなくなる。人口五万数千の規模のまちに、四か所の総合相談窓口をつくった。住民の声を積極的に取り入れ、高齢者の介護や在宅療養のことだけでなく、子育て、虐待、健康づくりなどの相談に応じることができる窓口だ。これは、後に、「地域包括支援センター」が全国につくられるきっかけになっている。

あれから年月が経過し、住民にあのときの熱量が保たれているかというと、残念ながらそうではない。活動が停滞しているボランティアもある。これが現実なのだ。町づくりは「波」。機運が盛り上がるときと、停滞するときがある。少し休んだら、また、元気を出して、いい波を起こせばいい。

住民が本気で「いい町にしよう」と思い、実際に自分たちの計画で、町が変わっていく手ごたえを感じることができれば、住民は自然と変わっていく。住民にとって行政は、批判し陳情する相手でなく、地域をよくするためのパートナーへと変わることも可能なのだ。

地域づくりのポイント

◇医療や介護も、地域文化・伝統の一部

◇魅力ある町づくりには住民参加が必要

ぼくたちの経験を今、活かしたい

外向きのキャッチボール

一九九九年、地域医療を目指す医療従事者で構成する「地域医療研究会」が長野県で開かれた。この年の大会テーマは、「真の地域包括ケアを目指して」。全国から五〇〇人近い医師や看護師、保健師らが集まった。大会会長を務めたぼくは、一九九〇年ごろから諏訪中央病院を中心にして、「地域包括ケア」という言葉を使い、独自の取り組みを行っていた。

自分の家で死にたいという願いにこたえられるよう、二四時間体制の訪問看護や訪問リハビリテーションを展開してきた。在宅療養を支えるための老人保健施設や特別養護老人ホーム、療養型病棟、分院診療所、デイサービスセンター、がんの患者さんを支える緩和ケア病棟など、地域の人が選択できる多様なメニューもつくってきた。二〇〇〇年には約一万坪の土地に医療と介護の複合体が完成した。

だが、次のステップに進むためには、一つの社会福祉法人や医療法人がつくる複合体が、地域のなかで幅を利かせているのはよくない。

特に、介護保険がスタートしてから、一つの複合体のなかだけでサービスを展開することが多くなった。もっと地域に開き、外向きのキャッチボールができてこそ、本当の地域包括ケアだと思うようになった。

地域全体で育っていく

たとえば、諏訪中央病院に隣接する老人保健施設やすらぎの丘は、病院と家庭をつなぐ「中間施設」としての役割を負っていた。だが、介護保険以前は病院も特養も空きがなく、在宅介護も十分ではなかったため、中間施設としては機能せず、第二の特養になりがちだった。ぼくが施設長だったころも、まずは「やさしい老健」を目指し、利用者の利用期間も長期化していった。

しかし、現在は、在宅介護や在宅看護、在宅リハビリなどが整い、はじめて「中間施設」としての役割を果たせるようになったのである。やすらぎの丘の在宅復帰率は八〇%を超える。リハビリを担当する理学療法士や作業療法士も、自らの専門性を活かすことができ、やりがいを感じている。

地域で力をもった一つの複合体がサービスを独占的に展開するのは、それがどんなにすばらしいものでも、民主的とはいえない。

むしろ、一強の複合体を解体し、地域から自発的で、多様な活動が生まれやすいようにすることが大切なのだと思う。

二〇〇〇年に介護保険制度がはじまり、基本的な部分はいちおう全国どこでも同じ介護サービスが利用できるようになった。しかし、これらの制度化されたサービスは硬直化している部分がとても多く、経営する側にも、利用する側にも自由度が少ない。もっと利用者が自分で選択できる自由度の高いサービスが増えていく必要がある。

そこで、これから期待されるのが、地域包括ケアである。地域包括ケアは「自由」なのである。

三〇年前、諏訪中央病院を中心にぼくたちが始めた「地域包括ケア」は、自由を求めた結果、できあがったネットワークだった。

①その人を「日常」に戻し、「日常」を支える
②医療と生活をつなげていく
③地域の歴史や文化を大事にし、その人の「幸せ」を追求する
④住民の力を、健康づくりや町づくりに活かしていく

この四つの視点を大切しながら、従来の制度では手の届かないすき間を埋めようとして

きた。これは、茅野市で実践した一つの例にすぎない。
今やっと、そこら中で地域包括ケアづくりが始まった。机上の空論にせず、それぞれの地域の医療や介護の現場、住民の視点から、自由な地域包括ケアをつくってもらいたいと思う。

地域づくりのポイント

◇地域全体で育てていく
◇ボランティア活動ですき間を埋める
◇自由に選択できる多様なメニューづくり

第3章

地域力を高める9つの仕掛け

その1　弱いつながりを張りめぐらす

寝たきりでも、心は自由だ

「まるで、山頭火だ！」

脳幹梗塞の哲也さん（仮名、五〇代）を往診したとき、ぼくは思わず感嘆の声をあげた。

壁には、彼がつくった俳句がいくつも飾られている。自由律俳句の種田山頭火のように、五七五に縛られず、思ったことをのびのびと詠んでいる。

『ああ飽きた　寝たきりに飽きた　どうしよう』

グッと来た。

寝たきりになったことの悲しみや苦しみを表現しながら、どこかユーモラスでもある。人間は、体の自由を奪われても、心はどこまでも自由なのだ。

哲也さんは、寝たきりである。感じることや考えることの機能は保たれているが、脳幹部が障害を受けたため、体を動かすことができない。話すこともできない。このような意思表示がむずかしい状態を「ロックドイン症候群（閉じ込め症候群）」という。

さいわい眼球と口がわずかに動く。簡単な会話は、幼なじみでもある妻が、哲也さんの口の動きを読んで伝える。「目の動き」を読み取るコンピュータの会話補助具などを使うと、複雑な会話もできる。俳句は、そうやってつくったものだった。

『パイン　みそ汁　あんパン　せんべい　甘酒　レーズン』

これも、彼の俳句だ。何度も声に出して読んでみると、不思議なリズムが生まれてくる。彼の食べ物への切ない憧れも伝わってきた。

栄養は、主に胃瘻《いろう》から摂っているが、妻が時間をかけて、本人が食べたいものを少しだけ口に含ませたりもしている。

哲也さんを支えるために、訪問診療や訪問看護のほか、嚥下の訓練をする言語聴覚士や摂食・嚥下障害の専門看護師らがかかわっている。やはり、食への思いはあきらめることができない。

デイケアやショートステイも利用できるが、家で過ごすことを望む哲也さんはあまり利用したがらない。妻が介護疲れで倒れてしまわないようにすることも、ぼくたちの重要な課題だ。

でも、いちばん大事なのは、「寝たきりに飽きた」哲也さんの心を支えるということである。

彼が地域で生き生きと暮らしていくには、医療や看護、介護のネットワークはもちろん必要不可欠だ。

だが、それだけでは十分とはいえない。哲也さんの内面の声を聞き、趣味を分かち合ったり、共感し合ったりする仲間や、彼のなかに隠れている「希望」を引き出すようなつながりがあったら、地域はもっと豊かになる。

それには、公的サービスだけでは限界がある。地域の住民とのかかわりが大事になる。医療や看護、介護をそれらとネットワークで結ぶこと、つまり地域包括ケアの出番なのである。

たまには寄りかかってもいい

「地域力」という言葉がよく使われる。

「地域力」とは、地域の住民一人ひとりが主体的に、地域が抱える問題を解決したり、価値を育てていったりすることができる地域の力のことをいう。

地域には、介護が必要な人や、いろんな障害がある人、子育て中の人、経済的に困っている人……など、さまざまな人がいる。ともすれば、社会の外側へはじき出されてしまいかねない人を、どうしたら包みこむことができるか。地域の力が問われているのだ。

介護や子育てなどが必要になったときや、災害が起ったときなどは、隣近所や身近な人とのつながりが大事なライフラインの一つになる。

地域包括ケアづくりは、失われた人と人とのつながりをどう再構築するかということでもある。

ぼくたちは、これまで「自立」ということにこだわりすぎていたように思う。子どもにも、「自分のことは自分でしろ」「人に迷惑をかけるな」と教えてきた。大事なことではあるが、生きている以上、人に迷惑をかけないでいることなどできない。問題は、迷惑をかけてしまった後に、自分はどうやって関係を修復するか、今度は何をして貢献するか、である。人に迷惑をかけないために、つながりを絶つというのは本末転倒なのである。

「自立」というのは、自分一人で完結して生きるということではなく、他者を巻き込み、そのつながりのなかで、助けたり、助けられたりしながら、自分の能力や価値を発揮して生きることなのだと、ぼくは思う。

弱いけど、豊かなつながり

かつての地域社会に広がっていた濃密なつながりは、やっぱり息苦しいことが多い。古い地縁、血縁、会社の縁。がんじがらめで、自由度が低い。一度、関係性が固定してしまうと、なかなかそれを変えることがむずかしい。

これからは、オープンでだれでも受け入れることができ、協力し合うが、べたべたした関係にはならない、緩やかな、弱いつながりがちょうどいいように思う。

弱いつながりの長所は、気軽さにある。悩みや不安があっても、そこからちょっと離れて気分転換したり、楽しんだりすることができる。家族などの近い関係では見えないことが見えたり、言えないことが言えたりすることも多い。つらいことも、弱いつながりの相手なら、打ち明けやすいということもあるのだ。

地域包括ケアは、そうした弱いつながりをつくることであり、その弱いつながりがたくさんあることが、地域包括ケアを豊かにする。

地域づくりのポイント

◇体は不自由でも、心は自由になれる
◇弱いつながりを、たくさんつくる

その2 地域にあるいろんな居場所をつなごう

三〇〇円のデモクラシー「認知症カフェ」

認知症カフェが急速に広がっている。認知症の人も、家族も、地域の人も、専門家も、みんなが集まれる場所である。新オレンジプラン（認知症施策推進総合戦略）でも推進され、厚生労働省によれば全国七二二市町村に、二二五三か所できた（平成二七年三月末現在）。

東京都目黒区で認知症カフェを運営しているのは、NPO法人Dカフェ町づくりネットワークの竹内弘道さん。アルツハイマー型認知症の母親を二〇年近く、自宅で介護した経験がある。介護中から、市民の交流スペースをつくりたいと思っていた。母親が亡くなった後、母親の名前「いよ」とフランス語の「ラミ（友）」にちなみ、自宅の二階で開いた認知症交流会「ラミヨ」が、認知症カフェの原点になった。

現在、行政の支援を受けながら、目黒区内に一〇か所の認知症カフェができた。場所は、医療機関、行政機関、自宅などでさまざま。作業療法士がいて、手仕事を教えてもらえるようなリハビリ工房もあれば、ケアマネジャーや医師が、認知症介護の相談に乗ってくれるところもある。ある医療機関で始めた認知症カフェは、「Dカフェ・さんま」という。

目黒といえば、さんま。なかなかしゃれている。

Dカフェの Dは、「ディメンシア」(認知症)のDでもあり、「だれでも」のD、「デモクラシー」のDだという。従来の福祉や介護は、サービスを受ける側が受け身になり、する側が主導権を取りがちだった。竹内さんは、そんな関係性を変えたいのだという。

Dカフェでは、だれでも三〇〇円の参加費を払えば、いれたてのコーヒーとお菓子がついて、おしゃべりができる。竹内さんは、それを「三〇〇円のデモクラシー」と呼ぶ。

ここには深い仕掛けがあるような気がする。

認知症の人だって、ときには「認知症患者」の肩書のないところで、のびのびしたいだろう。介護する家族だって、介護や医療の専門職だって、そうだ。みんな同じ「人間」という立場で、おいしいコーヒーを飲む。そういうつながりが心を満たすのだ。

人間はみんな根源的に寂しい。仲間を求め、家族や社会という集団で生きる動物だからだ。その寂しさは、介護保険のサービスだけでは満たされない。だからこそ、フラットなDカフェのような場所が必要なのだ。

ぼくも、三〇〇円を払って参加した。コーヒーのいい香りが漂うなか、隣同士になった認知症の女性たちが会話をしている。何を話しているのかよくわからなかったが、いい空気が流れていた。

認知症の人だって、お酒が飲みたい！

認知症の人がいつでもお茶を飲みにくることができる場所は、大きな意味がある。ここで、いい時間を過ごしたり、家族以外の人と出会うこともいい刺激になる。それは認知症の進行を遅らせる可能性がある。

好きな趣味に打ち込んだり、特技を子どもや地域の人に教えたりすることもできる。認知症の人が働ける認知症カフェが誕生してもおもしろい。認知症になっても、体で習得したものは忘れにくいといわれている。日曜大工仕事や農業、園芸、料理など、人によってはできることがたくさんある。

こうした認知症カフェのような場所が身近な地域にたくさんあれば、認知症の人が一人で外出して、ちょっと休みたいと思ったときに、気軽に立ち寄れる。一目でわかりやすいマークをつけておけば、迷ったときや困ったときに駆け込める場所にもなるのではないか。

目黒区の認知症カフェのなかでぼくが注目したのは、居酒屋「養老乃滝」の店舗を借りて、昼間に開催するDカフェだ。Dカフェではお酒は出さないが、居酒屋がオープンする時間までいれば、そこでお酒を頼むことができる。

これをきっかけに、認知症居酒屋なんてものができたら、楽しい。近所の小規模多機能型居宅介護でショートステイを利用している高齢者や、一般の仕事帰りの人などが利用する。そんなだれでも立ち寄れる認知症居酒屋があれば、ショートステイを利用したがらない高齢者も、ちょっと行ってみてもいいかな、と介護サービス利用の敷居が低くなるかもしれない。

高齢者だから、要介護者だから、お酒はダメということはない。もちろん飲みすぎはよくないが、雰囲気を楽しむ程度の適度な量なら、いい気分転換になると思う。

ちなみに、諏訪中央病院の緩和ケア病棟には、時折、病室にウイスキーの瓶を隠し持っている人がいる。その人の人生はその人のものだ。本人は隠しているつもりだが、スタッフはみんな知っていて、その人の自由を認めているのだ。

異なる点と点をつなげよう

いろんな人が集える居場所づくりは、各地で広がっている。

昨年九月、新潟市でユニークなシンポジウムが開かれた。「本州東日本西区サミット二〇一六」という。新潟市、横浜市、浜松市、名古屋市、さいたま市の西区の区長と、住民組織の実践者が集まり、活動を発表し合ったのだ。

そこで、新潟市西区が発表したのは「地域の茶の間」という居場所づくりの活動だった。新潟市が空き家などを借り上げ、任意団体「実家の茶の間」と協働して、地域に「茶の間」

を開設している。「茶の間」は、子どもから高齢者まで、障害の有無を問わず、だれでも気軽に参加できる。孤立しがちな高齢者や、悩みや不安を一人で抱え込んでいる子育て中の親たちを、住民自身が受け止める場になっている。「茶の間の学校」なども開かれ、それぞれの「茶の間」の運営方法を学び合ったりしているのもおもしろい。茶の間訪問のバスツアーなどもある。

地域包括ケアは、医療、看護、介護などの多職種連携が重要といわれるが、住民も、異なる世代、異なる背景をもった人たちが集まることが大事だ。不登校の子どもや引きこもりの若者、引っ越してきたばかりの人、外国人……ふだん接することが少ない人たちが顔を合わせることで、つながりが生まれる。

つながりは弱いかもしれないが、相手に関心をもつきっかけになる。「監視社会」ではなく、「関心社会」。人の身になって考えることで、社会の多様性や寛容さはつくられる。

地域づくりのポイント

◇地域に居場所をつくる
◇自由な発想で、異なる背景をもったものをつなげる

その3 「みんなで食べる」を大事にする

人は食でつながる

ぼくは、貧しい家庭に育った。母は心臓病で入院がちであり、治療費を得るために父は夜遅くまでタクシー運転手として働いた。子どものぼくは一人きりで過ごすことが多かった。

だが、貧乏ではあっても、貧困だったわけではない。近所のおばさんたちが「實ちゃん、うちでご飯食べていくかい」と気にかけてくれた。

この経験は大きかった。医師になりたてのぼくが、長野県に赴任したころ、すぐにうわさになった。

「鎌田先生は飯に誘うと、来るぞ」

本当は、社交辞令のつもりで誘ってくれたのだろうが、ぼくは誘われるまま、農家に上がり込んで一緒にご飯を食べた。ヨソモノが地域になじんでいくには、一緒に飯を食うというのはいちばんいい方法だということを、体験的に知っていた。

子どもの貧困が広がるなか、子ども食堂という取り組みが全国に広がっている。厚生労働省の平成二五年国民生活基礎調査によると、二〇一三年時点で一八歳未満の子どもの一六・三%つまり約六人に一人が貧困状態にあるという。これは過去最悪の数字だ。一人親世帯の場合はさらに厳しく、五四・六%つまり約二人に一人が経済的に苦しい環境で暮らしている。OECD加盟国のなかで一〇番目に高い。その日の食べ物や着るものが手に入らないという絶対的貧困に対して、相対的貧困は格差社会のなかで生じた、目に見えにくい貧困である。

子ども食堂は、食という側面から子どもを支える活動だ。食にはいろんな要素が絡んでいる。健康な体と心をつくるための栄養、「おいしい」と思う味覚の幅を広げる楽しみ、みんなと食べる喜び、健康を支える食習慣……どれも、大切なものだ。

しかし、実は、もっと大事なものを支えている。

貧困の問題というのは、単に経済的に貧しいということだけではない。経済的不安をベースにして、親が仕事に忙しく、子育てに十分目を配ることができない、体も心も安心できる場としての家庭の役割を果たせない、周囲や社会とのつながりが乏しい、といった問題を抱えやすい。子どもの貧困の問題の本質は、社会からの孤立である。食はその一角にすぎない。

かつて家族や地域社会にあたり前のようにあった人とのつながりは、社会のセーフティネットの役割も果たしていた。今、子ども食堂は、その役割を担い始めている。

子どもたちには、豊かな人とのつながりのなかで、人への信頼感を身につけて、健やかに育ってほしい。子ども食堂は、食がもっている「人とつながる」という社会的な役割を、取り戻そうとする活動でもあるのだ。

単身者や高齢者が集う朝食カフェを

地域包括ケアは、足し算である。

子ども食堂に、認知症の人が参加したらどうなるだろうか。認知症の人のなかには、見守りさえあれば、料理が上手にできる人もいる。子どもに昔の遊びを教えられる人もいるだろう。自分の役割があり、それを喜んでくれる人たちがいる。それは、認知症の人の心の安定につながり、症状の安定にもつながる。

子どもたちも、ふだんから認知症の人にふれあう経験をしていれば、町で会ったときに声をかけやすくなる。「認知症＝何もわからない人」という考えが間違いであることを、肌感覚で知ることができるだろう。

空き家を利用して、昼は「認知症カフェ」、夕方は「子ども食堂」、夜は「居酒屋」……

というふうに、次々と顔を変えていく場所というのも、おもしろい。朝の時間、場所が空いているなら、「朝食カフェ」をプラスするのもいい方法だと思う。

以前から名古屋には喫茶店モーニングという文化がある。コーヒーとトーストだけでなく、サラダや卵料理、ヨーグルトなど、立派な朝食を安い値段で食べられる。店によっては和食を出すところもある。

これを目当てに通い続ける人も多い。なかには、毎朝、決まった席に座る常連がいて、モーニングが完全に生活の一部になっている人もいると聞く。

健康面からみると、朝食は大事なカギだ。朝食を食べる人は、昼食をとったときに血糖値が急上昇する「血糖値スパイク」が起こりにくいといわれる。愛知県では、糖尿病が少ない。がんの死亡率も、心疾患の死亡率も低い。これらを支えているのは、もしかしたらモーニング文化の影響かもしれない。

安い値段で、健康にいい朝食を出すカフェができれば、一人暮らしの大学生やサラリーマン、高齢者など、多くの人が利用するのではないか。

もちろん、住民の食育や、健康づくりの拠点にもなる。

ぼくたちはこれまで病気になった人、介護が必要になった人、経済的に困窮した人など、問題を抱えた人たちをどう支えるかという発想になりがちだった。

だが、それより前の段階で、みんなで集まってごはんを食べたり、おしゃべりをしながら、精神的にも身体的にも元気になっていくことも、もっと大事にしていいと思う。地域包括ケアは、守りの仕組みではなく、攻めの仕組みなのだ。

地域づくりのポイント

◇食のもつ「分かち合い」「つながる力」を活用する
◇食の集いは、子どもから高齢者まで、世代を越えることができる

その4 「外出したい」という気持ちを引き出そう

「動ける」が、生きる希望に

ベッドから起き上がれなかった人が、上体を起こせるようになる。動けなかった人が車いすに移乗でき、病室にあるトイレに行けるようになるだけでもうれしくなる。

寝た状態から、座った状態、そして立ち上がった状態になるにともなって、視界も広がっていく。次は病棟のラウンジまで、その次はテラスまで……といい欲が出てくるだろう。「病院の庭の花を見に行きたい」「大福を買いに行きたい」「ちょっと、自宅の様子を見に帰りたい」

そんな希望が湧いてくれれば、しめたものだ。たとえ命の期限が迫っているがん末期の患者さんであっても、いや、そんな患者さんだからこそ、大切な希望になる。

諏訪中央病院には、理学療法士（PT）、作業療法士（OT）、言語聴覚士（ST）といったリハビリの専門家が六三人いる。その専門家たちが、がんの末期の患者さんたちが入院する緩和ケア病棟にも入り、リハビリを行っている。

好きなところへ、自分の意思で行くことができる。自由に移動ができる。それはとても大切なことだ。

失禁の解決がカギ

介護保険のメニューにも、通所リハビリや訪問リハビリがある。それぞれリハビリの現場では、利用者一人ひとりに目標を設定して、意欲を引き出し、自分らしい暮らしができるようにしていく。その第一歩が、家のなかで自由に移動できることだ。その次の段階で、身近な地域へと行動範囲を広げていく。

そのとき重要になるのが、足の運び方、体の動かし方といったことだけではない。実は、排せつの問題を解決することが大きなカギを握っている場合がある。

高齢になると、頻尿や失禁などに悩む人が増えてくる。若い人でも、おなかに力を入れたときや、くしゃみなどの拍子に軽い失禁をしてしまうことがある。男性では、排せつした後の残尿が下着を汚してしまうことが多い。

日本コンチネンス協会の西村かおるさんは、失禁は単に排せつの問題ではなく、その人の尊厳や社会性、QOLにかかわる問題として重視している。コンチネンスとは、排せつがコントロールされている状態のことだ。

失禁が始まると「多くの人が旅行をあきらめ、さらに美容院や映画館、音楽会と途中で抜けられないようなものは全部あきらめるようになっていき、行動範囲が小さくなっていく」と西村さんは指摘している。

おむつに処方箋が出るイギリス

西村さんが失禁の問題に取り組むことになったきっかけは、留学先のイギリスでの対策を目の当たりにして衝撃を受けたからだった。

イギリスでは、失禁を治療する手術や骨盤底筋体操という医療が行われ、コンチネンスアドバイザーの資格をもつ看護師が、一人ひとりの状態に応じたおむつの処方箋を書く。その処方箋を薬局に持っていくと、薬と同じようにおむつが渡されるという。三〇年前のことだ。

日本でもようやくいろんな種類の製品が出てきて、スーパーやドラッグストアなどでも手軽に買えるようになった。最近は、ある程度の失禁ならキャッチでき、臭いももれにくい尿とりパットなどが市販されている。ぼくは、行動する高齢者のための超薄型の紙パンツの開発にかかわった。アテントから出ているスポーツパンツである。体験的にはいてみたが、外見からまったくわからなかった。

女性は使うことに抵抗が少ない人が多いと聞くが、男性、特に高齢男性ではまだまだ抵抗感が大きい。「おむつを使ったらおしまい」と思っている人も多いようだ。

今までのように社会生活を送り、行動範囲を狭くしないためにも、排尿のための筋肉を鍛える骨盤底筋体操と、衛生用品の利用は大きな助けになる。この点をどう理解し納得してもらうか、がカギになりそうだ。

日本にはイギリスのような制度はないが、訪問看護師や訪問薬剤師、ケアマネジャーが泌尿器科医や内科医らと連携しながら、もっと失禁の問題に取り組んでいいと思う。特に訪問薬剤師は、薬と排尿、排便の関係を把握したり、その人に合った衛生用品をとどけてくれたり、と役割が期待される。

親を傷つけたくない、となかなか介入できない家族もいる。失禁は尊厳にかかわることだけに、専門家がかかわることが大切なのだ。

できることなら、若いうちから失禁についての勉強会を開き、知識を広めておく必要がある。いくつになっても排せつがコントロールされていると、行動範囲は狭くならず、積極的になれる。旅行に行ってみようという気にもなりやすい。それは、最大の介護予防でもある。

ちなみに西村さんは、「がんばらない介護生活を考える会」のメンバーの一人だ。日本から介護地獄をなくしたいという有志が集まり、一〇年前に立ち上げた。

ぼくたちは独自に、「介護の日」を決め、その日に介護セミナーを開いていた。その後、一一月一一日が「介護の日」となったが、それはぼくたちの活動がきっかけになった。今も毎年、介護の日にセミナーを開いている。会場で募金を集め、東日本大震災の被災地に届けながら、被災地版の介護セミナーも開いている。

昨年、岩手県・大船渡のリアスホールには一〇〇〇人以上が集まり、被災地で地域包括ケアをどうつくるかを考えた。そのときも、外出や社会参加を阻む「排せつの問題」が大きなテーマになった。

おしゃれは、薬

おしゃれをするというのも、メンタルの面から外出をサポートする要素である。体を動かしやすい、着やすいなどの機能だけでなく、障害や体型をおしゃれにカバーしてくれる洋服や、髪型、化粧などは、内側から「〜へ行きたい」「外出したい」という気持ちを湧きたててくれるものだ。

大分在住の服飾デザイナー・鶴丸礼子さんは、「服は着る薬」というコンセプトで、だれもが笑顔になる服づくりに取り組んできた。彼女も「がんばらない介護を考える会のメンバー」である。

どんな体型の人にも合わせられる鶴丸式製図法を開発し、障害者向けの服のデザインや普及に大きな貢献をしたとされ、第五〇回吉川英治文化賞を受賞した。

難病や障害がある人たちが、子どもの結婚式に出るための礼服やドレスをつくったり、レストランに行くためのカジュアルで楽しくなる服をつくったりしている。

服は、社会性や、その人の個性を表現するものだ。かつては、パジャマとスーツとゴルフウェアはあるが、カフェでゆったりとくつろぐ服がない、というビジネスマンがけっこういた。

おしゃれな着こなし方をアドバイスしてくれる人がいたら、その人の行動範囲はきっと広がるだろう。

こうしたおしゃれに関する活動をするボランティアと、通所リハビリや訪問リハビリをしている理学療法士や作業療法士、失禁対策ができる訪問看護師や訪問薬剤師が協力し、外出を支えるチームをつくったら、きっとおもしろい。

旅の感動は最大のリハビリ

「○○に出かけたい」「行ってみたい」という気持ちは、だれにでもある。だが、年齢とともにおっくうになったり、人に迷惑をかけるからと遠慮する気持ちが強くなったりして、自分の気持ちを押し込んでしまう。そのうち、そういう気持ちも薄れていってしまう。そして、人は老いる。

ぼくは、病気や障害がある人と一緒に旅行に行くツアーを一〇年間続けてきた。参加者の多くが旅をしながら元気になり、次回も参加するためにリハビリに励んだりした。旅に行くことで、日常を振り返り、家族に感謝したり、自分の内面と向き合った人もいる。旅には、人を再生させる力がある。

ツアーには、介護の資格をもったサポーターも参加しているため、障害のある人が一人でも参加できる。同行した家族も介護はサポーターに任せ、リフレッシュすることができるため、介護者も元気にする。

東京都世田谷区で、リハビリの専門クリニックを開業する長谷川幹医師は、長年、障害のある人と一緒に旅を続けてきた。日本脳損傷者ケアリング・コミュニティ学会の理事長も務めている。高次脳機能障害などの深刻な障害のある人たち、つまり当事者が医療の専門家と一緒に研究、活動する学会だ。

長谷川医師は、障害者の医療やリハビリには、当事者を入れることが重要だと考えている。ぼくも、地域包括ケアには当事者の主体性が大事だと思ってこの三〇年、取り組んできたが、長谷川医師も同じように考えてきたことがわかり、なんだかうれしくなった。

長谷川医師の訪問リハビリに同行した。まず、訪ねたのは、脳卒中で失語症になった男性だ。大企業で幹部を務めた人だった。話しても、半分くらいしか相手に伝わらないことから、自信を失っていた。

ぼくは、じっくり彼の言葉に耳を傾けた。彼は、妻の実家がある京都まで、お墓参りに行ってきたことを話した。お墓まで坂があり、よろよろして歩きにくかったが、それでも行ってきた、という。

そのやりとりを聞いていた長谷川医師から、おほめの言葉をいただいた。長谷川医師とは医学部の同級生なのだ。

「鎌田がうまくひき出してくれた。京都に行ってきたという達成感を自分の言葉で語るのはとても大切。自分の状況を言語化するということは、リハビリにとっていちばん必要なことなんだ」

重症の脳性まひの女性も訪問した。彼女は一人暮らしで、首から下はほとんど動かすことができない。発語もできない。頭につけたスティックでｉＰａｄをたたいて会話する。体は動かないが、エネルギッシュな人だとすぐにわかった。

話をしているうちに、三〇年前、この女性とシルクロードに行くツアーを企画したことを思い出した。そのころ、ぼくは突然院長になり、シルクロードツアーには行けなくなったが、ツアーそのものは実現し、結果的に彼女の生き方を変えた。

彼女は、両親から大事にされて育った。知覚や思考などを司る大脳皮質はまったく損傷を受けてない彼女は、自分をもっている。だが、ふつうのコミュニケーション方法では相手に伝わらない。何か話そうとすると、母親が先回りして答えるのが常だった。

シルクロードへ行くということは、そんな両親からの自立に向けたチャレンジだった。旅で自信をもつことができた彼女は、一人で暮らす決断をする。要介護5で、一人暮らし。すごいことだ。長谷川医師との信頼関係も深い。

行きたいところへ行く。したいことにチャレンジする。その勇気を後押しするのも、地域包括ケアである。

地域づくりのポイント

◇閉じこもりや孤立を防ぐため、多方面からアプローチする
◇身体面だけでなく、「おしゃれ」など心理面の後押しも大事

その5 生活しながら健康になる仕掛け

健康格差をどう解決するか

所得の格差によって、健康に格差が生じている。そんな衝撃的な内容の番組が、昨年、NHKスペシャルで取り上げられた。ぼくはコメンテーターとして出演した。

番組によれば、低所得者のほうが高所得者に比べ、肥満や脳卒中、骨粗鬆症のリスクが

約一・五倍高くなる。精神疾患はなんと三・四倍。非正規雇用のほうが正規雇用に比べて、糖尿病になる確率が一・五倍も高い。低所得者にはうつが多い。食事にも注意できなくなり、コンビニなどで炭水化物中心のものを食べ、肥満や糖尿病を合併してしまうことが多いという。

地域による健康格差の現状もある。

自殺は、秋田を中心に東北に多い。短命県は、ずっと青森が一位になっている。脳卒中が多いのは、秋田、岩手。かつて長野は二位と不健康な地域だったが、そこから脱した。北海道は、がんの死亡率が青森に次いで高く、脳卒中も多い。健康には、その地域の気候や風土、食文化、住民の生活習慣、収入が関係している。

格差社会が問題なのは、所得の格差が、教育格差を生み、それが子の世代、孫の世代へと連鎖していくからである。所得の少ない親は、子に十分な教育を与えられず、将来その子は高収入の職に就きにくくなる。

経済的に恵まれない家庭の子どもでも、しっかりと教育を受けられる仕組みをつくらないと、子どもは自分の将来に希望を見出せなくなってしまう。教育費の無料化など公的な制度改革が必要だろう。

では、健康格差はどうだろうか。

家庭の機能が小さくなっているなかで、家庭に健康教育をしても限界がある。健康のためや食事のために時間やお金をかけられない事情があることを理解しなければならない。そこで、地域包括ケアの出番である。

地域包括ケアのなかで、健康づくりを大事な柱にすることで、格差を克服することはできる。長野県は在宅ケアのメニューを充実させるとともに、同じくらいのエネルギーを健康づくりに費やしてきた。健康づくりも、在宅ケアのネットワークも、住民の意識改革が大事という点では共通しているのだ。

東京都足立区では炭水化物に偏った食事から脱出するために、ベジタベライフという運動を進めている。保育園などでも、野菜をたくさん食べる、野菜から先に食べるなどの「食育」が行われている。

居酒屋でも、佃煮のような塩分の強いお通しはやめて、野菜を出すように呼びかけた。先に野菜を食べてもらい、血糖値の急上昇や、食べすぎを防ごうという作戦だ。

さいたま市では、健康マイレージ事業を展開している。スマートフォンを活用し、ウォーキングをしたり、健康イベントに参加するとポイントがたまる。一定のポイントに達すると、体重計や自転車など運動につながるものと交換することもできる。

長野県はなぜ長寿県になったのか

男女ともに平均寿命日本一で、がん死亡率もダントツに少ない長野県だが、決して県民所得が高いわけではない。冬は雪深く、塩分摂取量も多い。健康にとってはマイナス要因のほうが多い地域である。

しかし、じっくりと時間をかけ、地域の課題を認識し、みんなで改善しようと本気で取り組んだことが、今日の健康長寿県をつくったのである。

ぼくが医師として赴任したばかりの四三年前の長野県は、脳卒中の多い不健康な地域だった。地域医療を担うぼくたち医師は、脳卒中で倒れる前に、脳卒中にならないためにどうしたらいいか、地域に飛び込んでいくことにした。病院での仕事が終わった後、夜に方々の公民館へ出かけて行って、生活習慣を見直すためのレクチャーをした。

その地域をよく知っている保健師が呼び掛けてくれたこともあり、多くの人が参加した。医師がいきなり地域に入っていっても、敬遠されるかもしれないが、保健師が日ごろの保健活動で地ならしをしていてくれたのである。

健康づくり運動を展開するにあたって、ぼくたちの心強いパートナーになったのは住民ボランティアの存在だった。前述した食生活改善推進委員、通称食改さんという主婦たちの存在は大きい。

運動不足を解消するため「歩け歩け運動」を展開する住民ボランティアもいた。運動は、肥満や生活習慣病の予防になり、がんや認知症の予防に有効であることがわかっている。一人で黙々と続けるのは意志の力が必要だが、地域みんなに呼びかけて、楽しみながら行うことで多くの人が続けることができた。

健康づくり運動が成功するかどうかは、生活習慣を変えること、つまり行動変容を起こせるかどうかにかかっている。医学的な情報だけでは、人はなかなか行動変容を起こせない。どんなに健康にいいといわれても、長年続けてきた生活習慣は変えられないのである。だが、具体的な実践方法が示され、その成果を実感することができれば、うれしくなる。脳の報酬系がそれを快感ととらえ、新しい生活習慣へとスムーズに移行しやすくなるのだ。

地域包括ケアでも、医療、保健の専門家だけで健康づくり運動をするのではなく、いかに住民を巻き込むかがポイントになると思う。住民を巻き込み、一人ひとりが意識と行動を変え、その集積として地域が健康になっていくのである。

ぼくはこの三年ほど、青森県から講演に呼ばれている。主催は「短命県返上特別講演会実行委員会」。地域の健康づくりのために真剣だ。青森県や青森市も後援している。

青森市の保健福祉部長によると、まだ平均寿命には影響はないが、高齢化が進むなかで、要介護認定率が高齢化率に比例しなくなっており、元気な高齢者が多くなっているのではと手ごたえを感じているようだ。

健康格差が明らかになったことは、一つのチャンスだ。そこから先は、どうやって地域ぐるみで健康づくりに取り組めるかが勝負だ。どの都道府県も、第二の長野になれるのである。

地域づくりのポイント

◇健康格差は、克服できる

◇住民に行動変容を起こさせる仕掛けをつくる

その6 広く、深く、ずっとつながる相談事業

行けば、何とかなる！　という場所

相談窓口で不親切だなと思うのは、業務が細分化されていて、一か所で済まないことだ。

この事案に関してはこの窓口だが、別の事案については別の窓口で、とたらいまわしされる。相談者にとっては窓口に来ただけでも大変な労力なのに、次々とややこしいことを言われ、精神的に疲れ切ってしまう。

そうした事態を止めようと、ワンストップサービスを始めるところが多くなった。

茅野市では、二〇〇〇年の介護保険スタートと同時に、総合的な相談の拠点を設けた。早い時期からワンストップサービスを導入したのだ。

具体的には、市内に四か所、保健福祉サービスセンターを設けた。そこでは、二四時間体制で、高齢者や障害者、子ども、住民の健康に関することなど、すべて同じセンターで管理することにした。

同じフロアに社会福祉士や保健師、ケアマネジャーがおり、多職種がチームを組むことができる。また、訪問看護や訪問介護ステーション、デイサービス、診療所が併設しているので、いろいろな状況の人の相談に応じるだけでなく、すぐにサービスを開始することも可能になる。

最近は、一人の相談者がかかえる問題も複雑になってきている。一口に親の介護の相談といっても、独身の息子一人が介護し、非正規雇用の仕事を続けられず経済的にも不安を抱えるという場合もあれば、親を介護する娘が、発達障害の子どもの子育てをしている場合などもあり、同じ介護家庭でも必要なサービスや情報はまったく違ってくる。

そうした相談者が抱える問題をまるごと対応できる相談窓口が求められている。

名古屋市では、認知症の初期対応に力を入れている。「生き生き支援センター」に、認知症初期集中支援チームをつくり、保健師や介護の専門家、認知症の専門医らが認知症と疑わしい人、認知症の人、家族などを訪問するというものだ。

認知症も、他の多くの病気と同様、早期発見、早期対応が大事である。しかし、初期であればあるほど、病院に連れて行くのは想像以上に骨が折れる。

「最近、気になることが多いけれど、本人の気持ちを傷つけるのではないか」と、病院に連れて行くのをためらう家族も多い。

本人も、初期ならば、何だか困りごとが増えた、とうすうす気づいている。それで自ら受診するならいいが、多くははっきりと診断されることを恐れて、頑なに受診拒否をする例も少なくない。

何とか本人に納得してもらって診察につなげても、軽い認知症の人が集中力を発揮すると、外来では見抜けないこともある。そもそも、認知症専門医でないと、正確な診断ができない。高齢者に多いうつ病を、認知症と見誤ることもある。

その点、認知症初期集中支援チームは、認知症の専門チームがふだんの生活の場で、ふだんの様子を聞きとることができるという利点がある。

専門チームが自宅を訪問することができれば、生活の状況、家族の様子など現状を把握したうえで、認知症の適切な対応のしかたを教えたり、環境を整えたりすることができやすい。実生活のなかで、混乱した生活を整え、軌道に乗せていくことが可能だ。とてもいいことだと思う。

問題は、ここから先である。認知症の人と家族が孤立せずに町で安心して暮らしていけるように、介護サービスや、進行を防ぐための運動や作業療法、ボランティア活動などの社会資源とつなげていくことが大切だ。

早期発見が、認知症という病名をつけるだけのレッテル張りに終わってはならない。早期発見が早期絶望につながらないようにするのは、地域包括ケアの大事な課題である。

コラム――「場の力」と「ケアマインド」で心の声を聞く

豊洲新市場の予定地が広がる湾岸エリアに、昨年、がんの患者さんや家族、友人のための居場所「マギーズ東京」がオープンした。

小さな庭をはさんだ二棟の平屋は、大きな窓が印象的なしゃれた造りだ。中に入ると、ふんだんに木材が使われおり、ぬくもりを感じる。開放的な空間のなかで、ひときわ存在感を放っているものがあった。樹齢三〇〇年の木材を使ったというダイニングテーブルだ。

「このテーブルは、一人分の相談員の役割を立派に果たしているんです」

そう言うのは、センター長で共同代表理事の秋山正子さんだ。

どういうことなのだろう。

ここには、がんの患者さんや家族がふらりと、予約なしで立ち寄れる。だれかに聞いてもらいたいが、だれに言っていいのかわからない。どう言っていいのかもわからない。そんな思いを抱えた人たちに、「さあ、これから相談員が聞きますよ」

と言っても、余計に身構えさせてしまうだけだろう。

マギーズ東京では、お茶を飲み、窓からの景色を眺めながら、静かに時間を過ごす。それだけだ。

だが、そんな空気のなかで、テーブルの木肌に触れ、それがきっかけになって、はじめて自分の思いを語れる人がいる。

ある女性は、テーブルに触れながら、家業が木材関係であることを語りだした。いつしか、「がん患者」の顔から、「おかみ」の顔に変わり、胸に抱えていた思いを吐き出しはじめたのである。なかには、恋愛の悩みを話していった相談者もいた。

看護師や心理士の資格をもつスタッフは、その瞬間を逃さない。相談者から言葉が出てくるのを待ち、いっしょに考える手伝いをしていく。

なるほど、存在感のあるテーブルは、人の心を引き付ける力がある。ぼくも、思わず手のひらで木肌の感触を確かめたくなった。


お手本は、イギリスの「マギーズ・キャンサー・ケアリング・センター」

マギーズ東京は、場の力にこだわっている。テーブルに座っていると、スタッフがキッチンでお茶を入れている気配を感じる。だれもが心のなかにもっているような家庭的な安らぎの空間だ。

窓からは、豊洲大橋の大きな鉄筋の人工物が見えるが、その下を流れる運河も心をなごませる。和紙を使ったランプシェードのあたたかい光、座った視点から空がきれいに見えるソファ、いつでも障子で区切ることができる個室、そんな工夫が随所にみられた。

なぜ、ここまで空間にこだわるのだろうか。その理由を秋山さんは語る。

「空間は、そこにいる人の心を変えていく力があるんです。その場の力にエンパワーされ、ようやくその人は、自分のなかに秘めた物語を語ることができるのです。私たちは場によって、人が変わっていく瞬間を目の当たりにすることができる。それは、病院のなかでの相談支援ではなかなか体験できないことです」

マギーズ東京のお手本は、イギリスで始まった「マギーズ・キャンサー・ケアリング・センター」にある。乳がんが再発し余命数か月と告げられた造園家のマギー・ジェンクスさんの構想を、没後、夫で建築評論家のチャールズ・ジェンクスさんが遺志として受け継ぎ、一九九六年にエジンバラにオープンした。この理念は共感を呼び、イギリス国内に約二〇か所、さらに香港へと広まった。マギーズ東京は、イギリス外では二つ目のマギーズセンターだ。構想はドバイ、バルセロナなど世界中に広がっている。

住民の要望でできた拠点

マギーズ東京に先駆けて、秋山さんらは「暮らしの保健室」も開設した。一般の人を対象にしているという違いはあるが、基本的にはマギーズの理念と共通している。

暮らしの保健室は、新宿区の巨大団地「戸山ハイツ」の一階、商店街になっている棟にある。若者が多い新宿区にあって、この周辺は高齢化率五〇％以上、独居率四〇％以上。超高齢社会の先進地である。

秋山さんの近著『つながる・ささえる・つくりだす在宅現場の地域包括ケア』（医学書院、二〇一六年）によると、年間の訪問者は延べ七〇〇〇人。はじめは相談にきた人が、次から友人の家のように遊びに来るようになり、ボランティアとして語らいながら一人暮らしの人が日中を過ごす場所にもなっている。

暮らしの保健室では、地域や施設の医師や歯科医、看護師、ケアマネジャーら多職種が集まり、事例をもとにどう連携すればいいか、勉強会も開いている。それぞれがどんな考えをもち、どんな対応ができるか情報交換することで、連携力を鍛えている。「地域包括ケアの土壌づくり」だと秋山さんは言う。

また、新宿区四谷坂町には「坂町ミモザの家」を立ち上げた。看護小規模多機能型居宅介護である。デイサービスやショートステイの利用者が、入院しなくてもいいように日々の体調管理をしている。訪問看護では、看取りも行っている。いい看取りができたからと、ご遺族がボランティアとして協力してくれることも多い。

興味深いのは、暮らしの保健室も、坂町ミモザの家も、住民のほうから要望があったことだ。

暮らしの保健室は、空き店舗のオーナーから、地域のために有効利用してほしいと話をもちかけられた。坂町ミモザの家は、一〇年にも及ぶ老姉妹の介護・医療にかかわるなかで、彼女たちの家を地域のために役立ててほしいと家族から提案された。今、家族は三階に暮らし、一・二階は地域包括ケアの拠点となっている。どちらも、町にとけこんで違和感がないのは、こういう成り立ちのせいかもしれない。

こんなふうに、住民を巻き込んでサービスを展開し、サービスを展開しながら住民の納得を得ていく秋山さんの手法は見事だと感じた。

地域づくりのポイント

◇地域包括ケアのネットワークは、住民の悩みを聞く目であり耳である
◇ワンストップで相談しやすくしよう
◇「場の力」で、相談者を受け入れる

その7 住民が力を貸したくなる地域づくり

狭間を埋めるコミュニティ・ソーシャルワーカー

ごみ屋敷、ホームレス、引きこもり……など既存の制度の狭間に置かれ、地域のなかで困っている人たちがいる。そうした人たちにアプローチし、問題を解決していくのがコミュニティ・ソーシャルワーカーの仕事だ。

その仕事を一躍有名にしたのは、豊中市社会福祉協議会の勝部麗子さんだ。ぼくが主宰

している「がんばらない介護生活を考える会」のイベントにメインゲストに来てもらったことがある。彼女の活動を紹介したNHKの『プロフェッショナル　仕事の流儀』や、彼女をモデルにしたドラマ『サイレント・プア』は反響を呼んだ。

コミュニティ・ソーシャルワーカーという専門職は、二〇〇三年、大阪府が地域福祉計画をつくる際に設置された。これから制度の狭間の問題が増えていくことを予測し、それに対応するために期待されている。

コミュニティ・ソーシャルワーカーは、自分たちだけで問題を解決するのではなく、住民組織をつくったり、企業にアプローチしたりして、地域の力をつくっていく。

それは、制度の狭間を埋め、社会の外側へ追いやられそうな人たちを地域で包み込んでいく地域包括ケアのあり方と重なる。医療や介護の連携に加え、コミュニティ・ソーシャルワーカーのような福祉との連携も必要になってくるのである。

「情」の力を忘れるな

勝部さんの活動で興味深いのは、いかに住民を巻き込むか、という視点があることだ。「地域にいる困った人と、それを排除しようとする人の真ん中で、盾になるような住民をどうつくるかということをいつも考えています」と勝部さんは言う。

地元でボランティアをしている住民は、地域に影響力がある人が多い。しかし、排除しようとする人たちが、彼らに文句を言うと一緒になって文句を言う側に立ってしまう。しかし、彼らが困った人を支える側に回るように働きかければ、文句を言って排除しようとしていた人も、ほとんど言わなくなる。それどころか、最後は協力してくれるようになるという。つまり、影響力のある住民を味方につけることがカギとなるわけだ。

では、どうやって住民の意識をどう変えるのだろうか。

勝部さんの活動を追った『プロフェッショナル』に、脳卒中で片まひになった男性が登場する。勝部さんのかかわりもあり、何度も立ち直ろうとするのだが、結局、自暴自棄になってお酒を飲んでしまった。

そのとき、勝部さんは涙を流す。それを見た男性は、純朴に一生懸命、勝部さんに謝って、再び立ち直ろうとする。

ぼくはそのシーンをみて、「情」というものが対人援助においてどんなに大切か気づかされた。とかく「情」というのは、プロであればあるほど封印しがちだ。情に流されていけないといわれる。

だが、人が心を動かすのは、情に触れたときである。勝部さんは、「情の魔法使い」だなと思った。

人は頭で考え、情で動き、腹で決断する。

住民の一人ひとりが、地域包括ケアのネットワークの一員として自覚し、主体的にかかわるようにするには、いかに情に訴えるかが大切になるのかもしれない。

訪問歯科医の運転手になった寿司屋

最近の訪問診療の再開のなかで、認知症で一人暮らしをしているアヤさん（仮名）を訪ねたとき、どこかで見覚えのある男性が待っていた。アヤさんの息子、建夫さん（仮名）である。

「あっ、寿司屋の大将！」

記憶の回路がつながって、ぼくは思わず声をあげた。

諏訪中央病院に隣接する老人保健施設やすらぎの丘では、ぼくが施設長をしていた数年前まで、毎年一回、お寿司の会を開いていた。小学校の同級生が「カマタががんばっているから」と新鮮な魚を送ってくれ、それをネタに目の前で寿司を握ってもらうのだ。利用者もスタッフも盛り上がり、ちょっとしたお祭り騒ぎになった。建夫さんは、その寿司屋の大将だったのだ。

「新潟のピカピカで最高の米と、日本中から取り寄せたおいしい魚には驚いたなあ。とんでもなく上等なマグロもあった」

当時を思い出し、建夫さんは興奮ぎみだ。

彼はボランティア精神旺盛で、やはり隣接する特別養護老人ホームふれあいの里でお寿司の会を開くと聞くと、米や魚を持ってきて、入居者一〇〇人やデイサービスの利用者、ボランティア、スタッフたちも食べられるように大盤振る舞いしてくれた。

その後、寿司屋のほうはどうですか、と尋ねると、のれんを下ろしたという。

「今は、訪問診療をしている歯科医の運転手をしています」

意外な返事だった。

新たな出会いがある地域活動

ちょうどそこへ、その訪問歯科医のY先生がやってきた。

訪問歯科診療をはじめて、世界が変わったという。それまでは、「クリニックのなかで背中を丸め、次から次へと患者さんの口の中だけ見ている生活」から、地域に飛びだし、世界が広がった。患者は多いときで五〇人ほど。

「年をとって、楽しみが少なくなっていく人が多いが、食べる楽しみは最期まで続く。それを支えていると思うとやりがいを感じます」とY先生は言う。

歯科診療は、食べることはもちろん、話す（コミュニケーション）という大事な行為も支えている。入れ歯が合わず、嚥下障害を起こしたり、発語しにくくなっていたりする場合もある。口腔ケアが十分ではないと、肺炎などの原因にもなる。訪問歯科医は、在宅医療の重要な一角を担っているのだ。

建夫さんも、運転手として同行すると、その大切さを痛感する。

「自分も母親を看るために、寿司屋を二か月ほどは臨時休業しようと思っていたのに、Y先生と一緒に訪問歯科診療にいくと自分まで感謝されてしまって。寿司屋をやっていたときとは、また違う充実感を味わうようになりました。人の役に立つってもおもしろいですね」とにこにこして言った。

その後、大将が、麦ご飯に芋汁をつくってくれた。芋汁は、すりおろしたとろろ芋を出汁で泡立てた信州の料理。Y先生と、大将と、ぼくと「うまい、うまい」とかきこんだ。

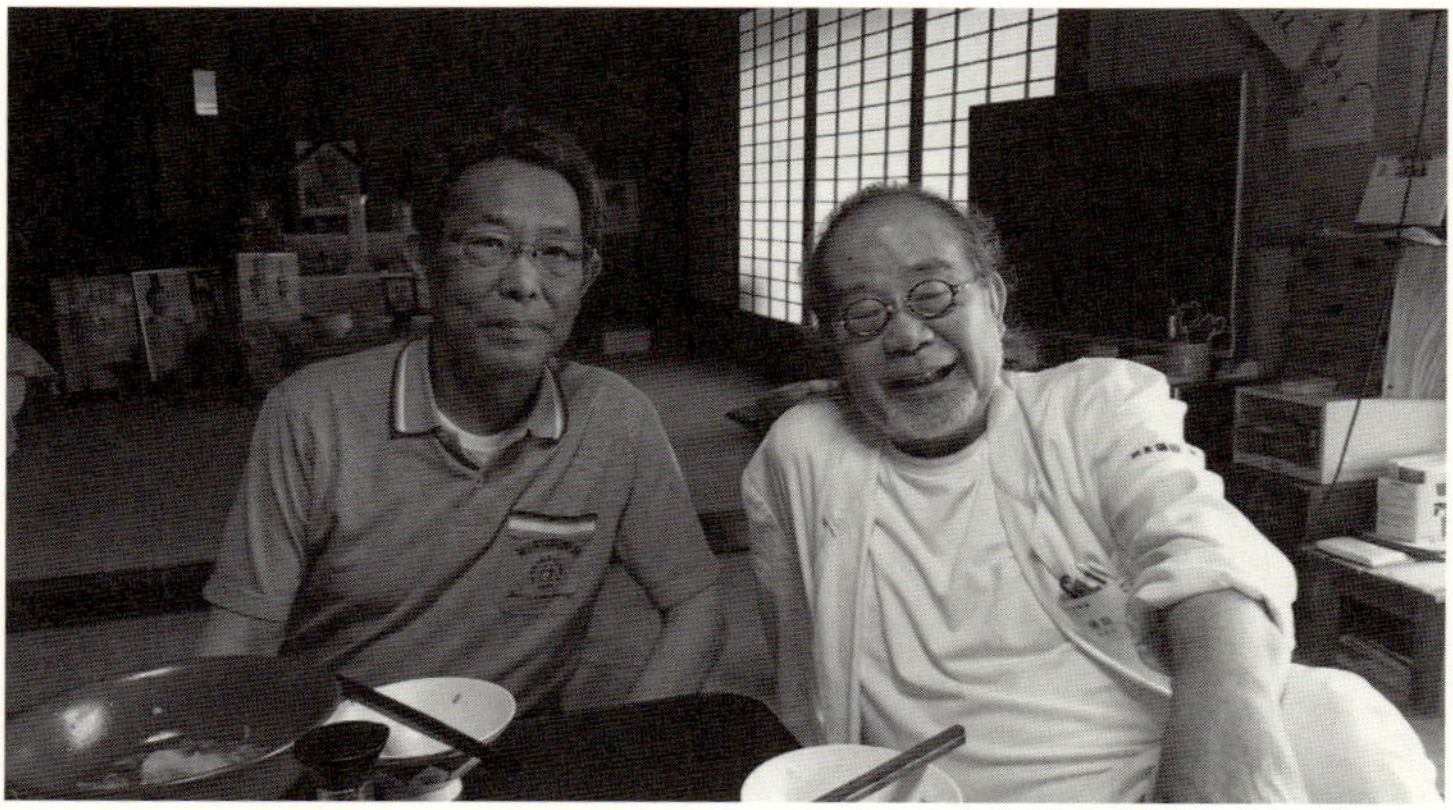

ぼくとしては、寿司屋をやめたのは惜しいような気もするが、母親の介護にどっぷりとつかるのではなく、訪問歯科医とともに地域のために貢献している建夫さんの選択を聞いて、うれしい気持ちになった。

かつてのように家族だけで介護を抱え込むのではなく、仲間とともに地域ぐるみで支え合う。できることを提供し、少しだけ助けてもらう。そういうシェアの文化は、一人ひとりが参加することが大前提となる。

まず、地域に参加する。その手段として、ボランティアはいい方法だと思う。

ボランティアとは、志願兵という意味である。ボランティアというと「無償の行い」という面が強調されるが、実は「自発性」「自分の意思で」ということが、いちばんのキモなのである。そして、地域包括ケアの「主体性」というキーワードと響き合う点が多い。

地域づくりのポイント

◇人の「情」を揺さぶり、参加したくなる仕掛けをつくる
◇地域参加の楽しさを分かち合う

その8 地域に開かれた孤立しない住まい

年金だけでは生活できない

「下流老人」という言葉が二〇一五年の流行語大賞にノミネートされた。「下流老人」とは生活保護基準相当で暮らす高齢者や、そのおそれがある高齢者のことを指す。

この言葉が広まったきっかけは『下流老人 一億総老後崩壊の衝撃』（朝日新書、二〇一五年）。著者は、さいたま市を中心に、生活に困っている人、ホームレス状態にある人の相談支援をしているNPO法人ほっとプラスの代表理事・藤田孝典さんだ。

生活に困っている人というと、病気や障害で働くことができなかったなど、何らかの理由がある人というイメージが強かった。しかし、藤田さんは、現役世代に汗水流して働いてきたふつうの人が、高齢者となり、年金だけでは生活できず、「下流老人」になる可能性を指摘している。

なぜ、そんなことになるのだろうか。

都市部では一人が暮らすのに月二〇万円が必要といわれているが、それを年金だけでまかなえる人は、現役世代に年収六〇〇万円があるような、ごく一部。しかも、六〇〜七〇代は、親の世代の介護をしていたり、ワーキングプアの子どもがいたり、上からも下からも頼られがちだ。さらに自分自身が病気になって医療費がかかったりすると、たちまち経済的な問題を抱え込んでしまうのだ。

藤田さんからそんな話を聞いて、うーん、とうなるしかなかった。

空き部屋を若い人に貸す孤立対策

地域包括ケアでは、「住まい」や「住まい方」が重視されている。

しかし、その住み続けることをむずかしくさせる問題が二つある。一つは経済的負担。特に、都市部では医療費や介護費以外にも、住居費が生活を圧迫する。もう一つは、孤立という問題だ。地方では、持ち家が多く、住居費こそあまりかからないが、大きな家に一人暮らしで周囲ともあまり交流がないという高齢者も少なくない。

経済的問題と孤立。この問題をどう解決したらいいのだろうか。

藤田さんによると、オランダやフランスでは、部屋が空いている高齢者の家に、学生を住まわせる「社会住宅」という取り組みが行われている。

日本でもこれにならい、住居が必要な人と、空き家や余っている部屋をマッチングするしくみをつくればいいと思う。地方の大きな家に住んでいる高齢者が、空いている部屋を学生に貸す。ふだんはプライバシーを守りながら、ときには一緒にごはんを食べたりする関係ができれば、いいなと思う。

こうした住まい方をすることで、新しい人間関係ができ、一人暮らしの寂しさも、空き家の問題も解決する。住宅が必要な人が住居を手に入れるチャンスもできる。

地域の人を招く住まい

サービス付き高齢者向け住宅（サ高住）は、福祉施設ではなく、自宅でもない、第二の自宅として期待されている。

有料老人ホームとの大きな違いは、賃貸住宅であり、初期費用が低額ですむなど経済的負担が少ないことだ。

㈱シルバーウッドの経営する「銀木犀〈西新井大師〉」では、家賃、共益費、生活支援サービス費、食費で月額一三〜一五万円がかかる。入居時の敷金、礼金はいらない。

代表取締役の下河原忠道さんに案内してもらい、施設を見学したが、駄菓子屋が併設されていたり、建物のなかにもちょっとした遊びの工夫が施されているのが印象的だった。

オープン時には、食堂で映画の上映会を開いて、子どもを含め七〇〜八〇人の地域の人に集まってもらったという。

それが功を奏してか、近所の子どもたちが気軽に駄菓子屋に遊びに来るようになった。そのまま食堂にも入ることができ、入居者の横に座って宿題をやったりする姿もみられる。そのうち、教員経験のある高齢者が、子どもの勉強を教えるなんてことになるかもしれない。高齢者だけ、子どもだけ、というのではなく、いろんな人が交流し、ごちゃまぜになるよさはこういうところにある。

茅野市にあるなごみの家というデイサービスは、学校帰りの子どもたちがトイレを借りにやって来る。高齢者とおしゃべりをしたり、お茶を飲んだりしていく子どもたちもいる。高齢者の施設が、地域の子どもの支援システムになっているのだ。子どもや若い人と高齢者が交わる仕掛けはとても大事なことのように思う。

ちなみに、サ高住は、元気なときはよくても、医療が必要になった場合、退去しなければならないところもある。終の棲家としては不安な面も否めない。

銀木犀の場合は、看取りにも対応している。在宅療養支援診療所の医師と、必要に応じて訪問看護にも入ってもらい、併設の訪問介護と連携して対応しているという。そのためには、事前に、胃瘻や延命治療をするかを含め、どんな最期を望むか、本人や家族と希望をしっかり話し合っている。系列の施設では開設から四年で、三〇～四〇人が自室で最期を迎えているという。

積水ハウスグループがつくったサ高住「グランドマスト浜田山」も見に行った。林に面していて、散歩にもいい。バスで一〇分ほどで食事や映画に行ける。ここなら住んでもいいなと思った。やはり、終の棲家になるように、地域のケアシステムとネットワークを組むようにしているという。

ごちゃまぜの住まい方として、シェアハウスも注目されている。

荻窪家族プロジェクトにはおもしろいヒントがある。簡単にいうと、地域の人も集える共有スペースをもつ多世代型のシェアハウスだ。年齢、性別、障害の有無を問わない。基本は単身者だが、子ども一人までならシングルファザー、シングルマザーも入居可能だ。

核家族が一般的になり、もはや三世代家族は珍しくなりつつある。シェアハウスという形の、適度な距離感をもった暮らしは、新しい大家族を経験させてくれるかもしれない。

一つ屋根の下に、介護している人と、子育てをしている人がいる。そこだけで助け合おうとすると、負担が大きくなり、共倒れになってしまう可能性がある。当然、医療や介護、子育て支援などは必要であるが、多世代がともに生活することで得られるものは大きいはずだ。

家は、その人の自由な生き方を守る砦だが、ともすると孤立、無縁を生み出してしまいかねない。地域包括ケアで、「無援」を「有援」にして、「無縁社会」を「有縁社会」に変えていきたい。

地域づくりのポイント

◇家の内側と外側をつなぐ
◇多世代が暮らせる共同生活の場をつくり、孤立を防ぐ

その9 地域の力は、ごちゃまぜで高まる

高齢者と子どもの共生

少し前に、子どもの声がうるさいとして、地域住民が保育園の建設を反対するというニュースが話題になった。少子化を解決しよう、子育てしやすい社会をつくろうという掛け声に反して、身近な地域では保育園を「迷惑施設」ととらえる人もいる。

住民に迷惑施設と思わせてしまった背景には、高齢者と子どもの分断がある。高齢者の

生活のなかには、たまに来るかわいい孫はいても、地域のたくさんの子どもたちはいないのである。

しかし、本来、高齢者と子どもの相性はいいはずだ。高齢者は子どもからエネルギーをもらい、子どもは高齢者から包み込まれるように受容される。

一〇年前、ぼくはNHKの番組『課外授業ようこそ先輩』で、母校の杉並区立和田小学校の六年生に授業をした。子どもたちに、障害に負けずに生きている高齢者と触れ合う機会をもうけたくて、学校から五分ほどの老人保健施設に連れて行った。

脳卒中で倒れた八四歳の女性が、子どもに話をしてくれた。

倒れてしばらくは泣き続けていたこと。自分は何もできないのに、まわりの人が私のことを要らない人間と思わないでいてくれたのがうれしかったこと、などだ。

「ほらみて、五メートルくらいしか歩けないけれど、歩けるってとてもすてき。ちょっと歩けるかどうかで、顔を洗うときも、トイレも、着替えるときも、うんと便利になりました」

子どもの反応は早かった。

六年生の男の子は「歩けるなんてあたり前と思っていたけど、歩けることがすごいことなんだと気が付きました。ぼくは走るのが遅いので、自分の足が嫌いでした。大切なことを教えてくれてありがとうございます」

するると、女性はこう返した。

「それは、すてき。いいことに気が付いたわね。私は大切なことに気がつくのに三年かかりました」

女性と子どもたちの対話は、なんともすてきな光景だった。

子ども自身も、心が柔らかい時期に人の命に触れるような体験をすることは、感受性が磨かれる。将来、介護の仕事をしようという人も増えるかもしれない。

ぼくは今後しばらく毎月、十勝地方へ通う予定だ。そこでは、小学校や中学校で命の授業をしようと町側と話し合いをしている。

障害とともに生きること、年をとるとはどんなことなのか、子どもたちにわかってもらえたらいいなと思っている。たぶんそういう授業を聞くことで、子どもたちはやさしくなっていく。学校で友だちとの関係に悩んでも、相手の身になる習慣をつけることで解決できることは多いのではないかと思う。

地域包括ケアは世代の分断を防ぎ、命の価値を伝えることができる、すてきなつながりだと思った。

高齢者が学童保育

もっと、高齢者と子どもが共生できる場が地域に増えないだろうか。

共働きの家庭が多いなかで、放課後、学童保育を利用する子どもたちも多い。学童保育は、主に小学校六年生までの子どもが、遊んだり、宿題をしたり、おやつを食べたりする場所だ。民間企業の参入も多く、なかにはスポーツ教室や学習塾などと一体になっているものもある。費用はそれなりにかかるが、夜間まで預かっているところもあり、これからもニーズは増えそうだ。

学童保育が行われている場所は、学校の一室や地域の公民館、児童館などが多い。おもしろいのは、特別養護老人ホームなど、高齢者の施設の一角を利用しているところもあることだ。勉強したり、遊んだりする子どもたちの姿を、高齢者が見るだけでも明るい気分になったり、気持ちがなごやかになる。

また、地域の元気な高齢者が、放課後の小学生たちに習字やそろばん、読みきかせなどをしたり、昔の遊びや地域の歴史について教えるなどの活動をしているところもある。高齢者の生きがいづくりにもなり、地域ぐるみの子育てにもつながるだろう。

こうした世代間交流が活発な地域は、それだけで元気になる。

スイスのチューリッヒ大学は、子どものころの、見知らぬ人に親切にしてもらった経験が、脳の共感能力を高めるという研究結果を報告している。子どものころに人に親切にしてもらった経験がある人は、困難のなかで苦しんでいる人に同情的になったり、共感的になったりできるという。高齢者と子どもの交流は社会を住みやすくし、住民たちを元気にしていく基本になるのではないか。

コラム――ごちゃまぜの効用

石川県白山市にある「三草二木　行善寺」を訪ねた。「シェア金沢」で有名な社会福祉法人佛子園が運営する、「ごちゃまぜ」の思想を体現する施設だ。

「三草二木　行善寺」は、温泉があり、近隣の高齢者が無料で利用できる。さらに、障害者の就労支援施設にもなっている食堂や、デイサービス、地域の人がだれでも集える大広間などがある。

二〇一六年一〇月からは、地域密着型のウェルネス、保育園や児童発達支援施設、地域活動スペース、父親世代を意識したカフェがオープンした。

昼間、食堂をのぞいてみると、デイサービスの利用者とスタッフや、温泉に来た一般の人がみんな同じところで昼ご飯を食べていたりする。家族連れでご飯を食べにくる人もいれば、認知症の高齢者や、発達障害の子どもがいたりして、いい具合にごちゃまぜである。夜は酒盛りが始まる。なんでもあり。自由なのだ。

ごちゃまぜにすると、何が起こるのか。認知症の女性が食事の介助もむずかしい重い障害のある若者と接するうち、その若者に食事をさせようとした。最初はうまくいかなったが、日が経つにつれ、認知症の女性は「私が行かないと、あの子は死んでしまう」と、元気にデイサービスに通うようになり、若者も食べたいという気持ちが首を動かすことにつながり、首の可動域が広がったという。

施設では、知的障害のある人たちも職員として働いている。食堂では、実に明るく、いい笑顔を振りまいていたが、パッと見ただけでは普通の職員と区別がつかなかった。

佛子園の雄谷良成理事長は、こんな話をした。

「従来の病院や施設は病気や障害のある人だけのもので、元気な人も集まるという仕組みはなかったと思います。でも、元気な人もそうでない人もごちゃまぜになっていると、いつの間にかその場全体が元気になっていきます。今、国をあげて推進されている地域包括ケアも、まだ元気な人にはあまり目を向けることができていませんが、最終的には子どもや若者も包摂していくべきだと思います」

同感である。多様な介護メニューをつくることももちろん大事だが、それ以上にすべての世代の人が健康で幸せに生きられるようにすることが第一だと考えている。その意味でも、元気な地域住民が参加することは必須だと思う。

現代社会は合理的で効率よく、表面的な美しさを求めて生きるために、ごちゃまぜになる機会が減っている。知らずしらずのうちに分断されていくのだ。二〇三五年問題というのは、団塊の世代が後期高齢者になる数の問題ではなく、そこに発生する寂しさの問題のことをいうのではないか。

分断がもたらす寂しさは、高齢者だけでなく、子どもや若者、働き盛りの世代、すべての人に共通したことだと思う。

地域包括ケアは、そうした人間の寂しさを満たすネットワークでありたい。

地域づくりのポイント

◇ごちゃまぜにして、命の大切さ、地域の文化などを共有する
◇二〇二五年問題は、人間の「寂しさ」の問題
◇高齢者と子どもの交流を大切にする

第4章

〝わがまま〟を支える7つのヒント

その1 生きるよろこびを中心にしたネットワーク

「弁当を持って、応援に行くよ」

照代さん（仮名、八〇代）は脳卒中で倒れた後、左半身にまひが残った。

自宅で夫と二人で暮らしているが、左の手や足のつっぱりが強く、しびれや痛みに苦しんでいた。これを痙縮《けいしゅく》といい、脳卒中の後遺症ではよく見られる症状である。このまま放っておくと筋肉が固まって、体を動かしにくい拘縮になってしまう。

「痛い、痛い」

苦しむ照代さんに、夫もどうすることもできず、暗い気持ちで見守っていた。

そんなとき、訪問診療をしているO医師からボトックス注射（ボツリヌス療法）をすすめられた。ボトックス注射は、ボツリヌス菌が作り出すたんぱく質を注射することで、筋肉を緊張させている神経の働きを弱めるという治療法。効果は三か月程度で効かなくなるため、三か月に一回、注射をすることになる。一回二〇万円以上する高価な注射である。

年金暮らしの照代さんには負担が大きい。しかも、効果が持続せず、今後も続けなければならないとなると、迷うところである。

迷う照代さんに、夫が背中を押した。ボトックス注射を受けることにしたのだ。

一回目の注射の後、すぐに効果が現れた。

在宅リハビリをしている理学療法士も、「明らかに痙縮がとれ、痛みも少なくなり、長下肢装具をつけて歩けるまでに回復した」と目をみはる。

ボトックス注射という医師の治療と、理学療法士がうまく連携したおかげで、照代さんに笑顔が戻った。訪問看護がつらい時期に心の支えになった。

「この注射をすすめてもらってよかった」

家のなかが明るくなった。そればかりではない、照代さんに意欲が出てきた。

訪問リハをしている理学療法士たちが、諏訪湖マラソンに出るという話をしたところ、「車いすで応援に行きたい。お弁当も持っていきたい」と言い出したのだ。

まひした手足が痛い、痛い、と苦しんでいたときは、自分のことしか考えられなかった。それが、人のために応援に行きたい、という気持ちになったのは大きな変化だ。

小さな芽を見逃すな

そう思った照代さんの次の目標が決まった。リハビリで、料理をつくれるようにすることだ。

利き手はまひ側ではない右手だ。まな板の上で野菜を切ったり、鍋を持ち上げたりするのはむずかしい。自助具などの道具を使いながら、どうすればやりやすくなるか、作業療法士が訪問することになった。

ケアマネジャーからこの話を聞いたデイサービスでは、応援のための旗をつくろう、と提案した。照代さんも大のり気。紙に色を塗り、柄をつけた旗をつくった。

ぼくが訪問診療に行くと、照代さんが笑顔で、その旗を振って見せてくれた。

ケアマネジャーと訪問看護、訪問診療、訪問リハビリの理学療法士、作業療法士、デイサービス。どれも身近なサービスであるが、この連携がうまくいったのは、照代さんに芽ばえた意欲を見逃さず、一緒になって意欲をエンパワーするという明確な共通目的をもてたからである。

二〇一六年一〇月下旬、待ちに待った諏訪湖マラソンの日を迎えた。時折、諏訪湖からの強風が吹きつけるものの、日差しはやわらかでマラソン日和となった。

湖を一周するマラソンコースの沿道には、声援を送る人たちでにぎわった。そのなかに、照代さん夫妻の姿もあった。車いすの照代さんを、夫が車を運転してつれてきたのだ。この日のために、照代さんはリハビリに励むことができた。

「ガンバレ、ガンバレ」

自分を治療してくれる医師や理学療法士だけでなく、すべてのランナーに、精一杯、声をはりあげて応援した。

お弁当は、照代さんが午前四時に起きてつくったおにぎりとポテトサラダ。

湖畔のきらきらときらめく景色に溶け込む夫婦二人。さわやかな秋の一日だった。

ジリツ、ジリツと言いすぎないで

地域包括ケアは、よく「多職種連携が重要」といわれる。だが、多職種連携、多職種連携、とお経のように唱えるだけでは何も始まらない。単にいろんな専門職が連携するだけでは、船頭の多い舟にように行先が定まらず、迷うばかりである。

大事なのは、目的をはっきりとさせることである。それは、本人の「生きるよろこび」に主眼に置くことだ、とぼくは考える。

医療や介護の目的は、「自立支援」にあるという。たしかにそうであるが、ぼくはどうしても「自立」という言葉だけだと、相手を突き放すような冷たさを感じてしまう。「ジリツ、ジリツ」と言いすぎないこと。ほどほどの自立で、孤立しないことが大事なのだ。

むしろ「自立支援」は一つの通過点にすぎない。自立支援をしながら、その先にある「生きるよろこび」につなげていくことが、医療や介護の本当の目的ではないかと思っている。

「生きるよろこび」を、本人と一緒に見つけ出し、それが実現できるようにエンパワメントをしていく。そのためにつながっていくことが、地域包括ケアのネットワーキングであってほしいと願う。

ともに「生きるよろこび」を分かち合う

介護が必要になった高齢者の多くは、ゆっくりと障害や老化を受け入れていく。それはあきらめの連続ともいえる。だが、そこでもうひと踏ん張りして、周囲のエンパワメントによって障害があっても、老化がすすんでも、人生を楽しむことはできるし、生きるよろこびを実感することができる。

そうした体験が一つでも多くあれば、その人の大きな自信になる。思い出して何度でもよろこびをかみしめることもできる。たとえ、その後、障害や要介護度がすすんだとしても、その状況下でできることをしようとポジティブになれるだろう。

照代さんは、諏訪湖マラソンの応援に行けたことが大きな自信になった。次の目標は、春になったらお花見に行くことである。そして、週一回、訪問入浴サービスを利用しているが、夏までには、自宅のシャワーを浴びられるようにすることを目指して、リハビリを続けている。目標をもっている人は強い。

照代さんのように、受け身にならず、主体的に生きるよろこびを見つけようとする姿は、若い人たちに「年をとるのも悪くないものだ」と、希望を与えられる。

医療や介護の分野で働いている人たちも、一緒に「生きるよろこび」を分かち合える。それは、自分をすり減らすような働き方では得られない、大事な体験となり、燃え尽き症候群も避けられるはずだ。地域包括ケアを、単に多職種連携で終わらせるのはもったいない。「生きるよろこび」をともによろこび合う、血の通ったつながりになってほしいと切に願う。

「その人らしく」を真剣に考える

「生きるよろこび」を見つけるには、利用者や家族の意識改革も必要だ。自分でどんなふうになりたいのか、そのためにどうすればいいのか、きちんと自覚していることが大事である。

介護保険サービスは、ケアプランに基づいて展開されるが、そのケアプランは、ケアマネジャーが利用者の心と体の状況、どうなりたいかという希望、家族の状況などをアセスメントし、それに即した計画を立てていく。そして、介護を行った結果、どう変化したかを評価し、ケアプランを見直していく。

このとき、本人と家族にもしっかりとかかわってもらい、「どんなふうになりたいのか、そのためにどんな介護やリハビリが必要か」を再確認することができたら、本人のモチベーションも違ってくるだろう。

医療では、治療の前にインフォームド・コンセント（十分な説明と同意）が徹底されるようになった。患者さんの同意なしに、医師は勝手に治療をすることができない。これと同じように、介護やリハビリでも、一つひとつ確認し、インフォームド・コンセントを徹底する風潮ができあがるといいと思う。

地域包括ケアでは、本人の自己決定が重要になる。「生きるよろこび」は、自己決定なくしては実現しない。

地域づくりのポイント

◇地域包括ケアは、「生きているってすばらしい」と思えるネットワーク

◇その人が「どんなふうになりたいのか」を確認する

その2 復活を支えるリハビリテーション

寝たきりにさせない医療

寝たきりにさせないためには、すぐれた技術が必要だ。それは高度医療や救急医療、リハビリテーションがつながっていることが重要になる。

寝たきりの原因の一つに、転倒による大腿骨頸部骨折がある。高齢になると歩行のバランスが悪くなり、転倒する。反射も衰えていると、とっさに手が出ず、足の付け根である頸部を骨折してしまう。

大腿骨頸部骨折後、寝たきりにならないようにするには、速やかな手術と、早期離床、早期リハビリがポイントになる。

諏訪中央病院の整形外科での一年間の手術例は七〇〇以上。そのうちの約一二〇例は大腿骨頸部骨折だが、そのほとんどが三六時間以内に手術している。九六歳と高齢でも、内科医とともに診療にあたり、心臓や肺の機能の問題、栄養状態、認知症のチェックなどをした後、手術することができた。

術後は、総合医が管理をしながら、リハビリを始める。約六〇人近くいる理学療法士や作業療法士らが手術の翌日から早期離床、早期リハビリをして、早期退院に導いていく。高齢者を長期入院させると寝たきりになる確率が高くなるからだ。実は、国内でこれを達成できている病院はあまり多くない。

先進国では一般的に、大腿骨頸部骨折の後、約一〇%の人が一か月以内に、三分の一の人が一年以内に亡くなり、半数の人が元の日常生活レベルまで回復できない、といわれている。

諏訪中央病院では、退院後も、転倒リスクや骨密度評価をし、再骨折しないように予防につとめていく。二〇一六年一〇月からは、骨粗鬆症外来も開設。転倒による大腿骨頸部骨折だけでなく、骨粗鬆症、ロコモティブシンドローム、脳卒中などといった寝たきりのリスクを減らそうとしている。

在宅への橋渡し

病院や施設から在宅復帰を目指す老人保健施設でも、攻めのリハビリテーションによって、地域包括ケアへのスムーズな移行が可能になる。

諏訪中央病院に隣接する老人保健施設やすらぎの丘は、在宅復帰率が八〇%超、ショートステイを入れれば九〇%を超える。定員五〇人の施設で、理学療法士や作業療法士が五人いる。

日本には約四〇〇〇の老健があるが、その一〇%が在宅強化型老健になっている。在宅強化型とは、在宅復帰率が五〇%以上で、ベッド回転率が一〇%程度、要介護4と5の利用者の割合が三五%以上を占めるなどの要件を満たしている施設である。

その強化型のなかでも、やすらぎの丘は群を抜いて在宅復帰率が高い。

しかし、はじめから高い在宅復帰率だったわけではなかった。

今では三か月以下の短期入居者は年間約八〇人だが、二〇一〇年当時は年間七人ほどだった。家庭に事情があり、入居期間が六か月超の人は一、二人いるが、一年以上の人は一人もいない。いちばん多いのは一四日以内で、次いで一～三か月未満となる。要介護4、5が四六%とかなり重症な人を受け入れている。

かつてはほとんどが、諏訪中央病院グループから入居してきていたが、現在は八八%が他事業者からの紹介入居である。施設に対するイメージも、「いつも満床ですぐに利用できない施設」から、「在宅生活を支えてくれる施設」へと変わり、評価を得ている。老健が、本来の「中間施設」としての機能を果たし、徹底したリハビリで、元気に在宅に戻すことが実現しはじめたのだ。

ぼくが施設長をしていた二〇年ほど前は、在宅の受け皿や、施設の受け皿が少なく、今困っている家族と本人のために、とにかく老健で受け入れることが最優先された。原則三か月で退居だから、出て行ってくれとはとても言えない状況だった。

家庭では受け入れる状況にない、ほかに入居できるところもないという現実のなかで、どうしても入居は長期化していった。家庭に戻れる状態まで回復しても、いつの間にかおじいちゃんの部屋が孫の部屋になっていた、などということもあり、家族の分断を生む原因にもなった。

しかし、二〇年経った今ようやく、中間施設として地域への橋渡しができるほど在宅の受け皿が整い、老健が地域包括ケアのなかで力を発揮することができるようになったのである。

トンカツを食べさせてあげたい

茅野市にある小さな有料老人ホーム秋桜荘を訪ねた。認知症の女性がたびたび誤嚥性肺炎を起こすようになり、女性の主治医から、訪問診療をしているO医師に、嚥下機能の評価をしてもらいたいという依頼があった。

さっそくO医師が、ファイバースコープを女性の鼻から入れ、食道と気管の分岐部あたりを見た。鮮明な画像が映し出されると、介護職たちが身を乗り出すようにしてのぞき込む。

O医師は、どの食べ物なら食べられるか、どの角度ならば、食べ物が気管支側に落ちず、安全に食べられるかをみた。ファイバーを入れたまま、ゼリーとか水とかをゴクンとしてもらうのだ。諏訪中央病院の嚥下の認定看護師が同行していて、丁寧に介護職に指導していく。

介護職たちは、その様子を、ああっと小さな歓声をあげながら見守っている。家庭的な雰囲気の有料老人ホームで、介護職も一見、隣近所のおばさんのようだが、好奇心旺盛で、ケアマインドにあふれている。

彼女たちは、その認知症の女性の食を毎日、支えてきた。この方は何が好きなの、とぼくが尋ねると、「トンカツ!」と、即座に答えが返ってきた。どうしたら好きなトンカツを味わってもらうことができるか、真剣に考えてきたのだ。

日々、誤嚥性肺炎を防ぐために、食事の前に会話を交わし、食べることに意識を集中させるようにしている。たとえば、いちごが好きな人には、最初にいちごを食べてもらい、かむ、のみこむ、という動作の集中力を高めてから、食事介助をはじめているという。心に余裕をもち、じっと待つことを求められるケアである。

いかに誤嚥を防ぎながら、「食べる楽しみ」を取り戻せるか。毎日、毎食がリハビリなのだ。

後日、夢のトンカツを無事に食べられたと報告があった。

これが地域包括ケアだよな。本人の「幸せ」を、かかわるみんなが共有している。うれしくなった。

全人格的な回復を目指そう

リハビリテーションとは、病気やけがで障害を負った人の機能回復訓練のことだが、単にそれだけに終わらない。残された能力を最大限に活かし、以前のように家庭生活や社会生活を送れるようにしたり、それ以上に積極的な生活へと復帰できるようにするための働きかけをいう。リハビリテーションという言葉は、古くから権利、資格、名誉の回復という全人格的な意味で使われてきた。

半身まひがある人を、理学療法士が安全に歩行できるようにしたり、作業療法士が自分で料理ができるようにしたりするのは、リハビリテーションのほんの一部だ。その人の人格を「価値あるもの」として、本人も周囲の人もとらえなおすことが本当の意味の「リハビリテーション」ではないかと思う。

認知症の勇三さん（仮名、八〇代）は、築一〇〇年を超えた古い家に妻と二人で暮らしている。

開かずの戸を開けると、まるで異次元の世界へつながっているような急な階段が目の前に現れ、屋根裏の広い空間へと続く。昔はここで蚕を飼っていたという。信州はかつて養蚕が盛んであったが、五〇年ほど前にはすたれ、こうした造りの家もなくなってしまった。

「この家を、よく残しましたね」

ぼくが感嘆の声をあげると、勇三さんがニヤリと笑顔を返した。

それを機に、妻のミヨさん（仮名）がいろんなことを話しはじめた。

勇三さんの父親は、「とんでもない人」だったという。親の代から継いだ田畑をたくさん持っていたが、全部売り払って中国へ渡った。そこで一旗揚げようとしたのだ。うまくいった。成功したのに戦争が始まってしまった。すべて中国に残して日本に戻ってきた。そのとき子どもだった勇三さんは、父親の浮き沈みを肌で体験した。

「大変だったろうけれど、めったに体験できない魅力的な人生だったよね」

ぼくがそう言うと、勇三さんの目が急に輝きだした。

こんなやりとりは外来ではむずかしい。患者さんの家に行ったときにはじめて出てくる会話だろう。

勇三さんはうん、うん、とうなずき、饒舌に話し出した。今度は、カラオケをやろう、なんて話にもなった。訪問診療が終わって帰ろうとすると、玄関まで見送りに出てきてくれた。

勇三さんは、おそらく、うれしかったのだろう。自分の住んでいる家や人生を、「価値あるもの」として認められたことで、気持ちが開いた。

人には承認欲求というものがある。自分を認めてくれる人がいるだけでうれしくなる。たくさんの人に認められなくてもいい。一人、二人、自分のことを認めてくれる人がいるだけで、つらいことも乗り切れるものなのだ。

地域包括ケアのネットワークのなかでも、自分を認めてくれる人がいれば、その人は自分の人生に誇りをもち、生きていくことができる。

ケアを受ける人にとって、とても大切なことだと思う。

体や心の機能の回復だけではない、その人の人生や人格をまるごと回復すること。そこに地域包括ケアのおもしろさがあるのだ。ここが魅力なのだ。

「あなたがいてくれて、ありがたい」

それは、ケアを受ける人だけでなく、ケアを提供する人たちも同じだ。

「あなたがいてくれて、ありがたい」と言われることで、燃え尽きそうになるのを防ぐことができる。

日本の多くの仕事がブラック化したり、激しい競争のなかでギスギスしたりしている。人を蹴落としたり、批判したり、耐えられないことが多くなっていく。

でも、地域包括ケアは違う。利用者を支えるネットワークの一人ひとりがお互いを尊重しあい、認め合うことによって、さらに深化するのである。

ぼくとO医師は、訪問診療の移動の車のなかで、よく議論する。

「あの介護している奥さんの一言はどういう意味だったのか」「患者さんのあの行動は、何を表しているのだろうか」

DVDを再生するように、一つひとつ振り返って考えてみる。

自分たちが提供する医療や介護サービスについて、「鎌田先生なら、いくら払って、このサービスを受ける気になりますか」などと、単刀直入に話すこともある。

ぼくは勘と情で話をするのに対して、O医師は理論的に話す。このとき出た話題をさらに深め、次の訪問診療の日までに医学論文を探し、新たな議題を提案してくれることもある。

緩和ケア病棟のK部長とも、この患者さんは死をどう受け止めているのかをよく議論する。さらに元大学教授のY医師が議論に加わると、最新の研究論文の話やダイナミックな話に広がっていく。

ぼくは院長時代から訪問診療をしてきたが、こうした議論が、自分たちの地域の医療を深化させるために、どんなに大切なものかいまとても実感している。

チームワークである地域包括ケアは、議論できるいい仲間を増やせるという魅力がある。

地域づくりのポイント

◇その人のまるごとの回復を目指す

◇本人の夢や希望を大切にしよう

その3 介護する人もいやされるネットワーク

同じ風景をみることで始まるもの

喜代子さん（仮名）は、がんの末期で脳転移がある。一時、意識がなかったが、ステロイドを使うことで意思の疎通ができるようになった。

諏訪中央病院の緩和ケア病棟の回診に行くと、ぼくがチェルノブイリの子どもたちの医療支援のため、ベラルーシ共和国へ行くと知って、「先生、気を付けて行ってきてください」

と気遣いを見せた。

二週間後、帰国して再び回診すると、「よく帰ってきたわね」とにこにこと笑顔で迎えてくれた。

左手は、脳にある腫瘍のために動かない。でも、穏やかないい顔をしている。

この日は、信州の山がよく見えるように、ベッドの位置を移動させていた。窓からの景色に、心がなごむと、うれしそうだった。

窓からは、雪をかぶった八ヶ岳が、両腕を伸ばして抱え込むように、裾野を広げていた。

地域包括ケアは、命を支えると同時に、患者さんの生活や心、スピリチュアルな面に寄り添うことも大事だ。

『黒と青』がベストセラーになったアナ・クィンドレンの『幸せへの扉 世界一小さなアドバイス』（集英社、二〇〇一年）には、「大事なことは目的地ではなく、道中」だと書かれている。これはクィンドレンがある大学の卒業生に向けたスピーチ原稿が元になっている。

この本の最後に、こんなくだりがある。


ホームレスの男が、夏が終わり寂しくなった海を、幸せそうに見ている。その男に、なぜ、入院してアルコール依存症の治療を受けないのかと聞いた。

すると、彼は、「見てごらん、この眺めを」と答えた。目の前には、海の迫力ある風景があった。

それ以来、クィンドレンは風景を眺めるように心しているという。

ただ風景を見るだけ。でも、「心をこめて、すべて見てごらん」

これが、クィンドレンのアドバイスだ。

ぼくはこの本を何度も繰り返して読んでいる。患者さんが見ている風景を、ともに眺めることの大事さも身をもって知っている。

患者さんが桜が見たいといえば、一緒に花見に行った。新婚の時代に過ごしたふるさとを見てみたいといわれ、一緒に行くドクターをサポートしたこともある。

人と人の間には風景がある

同じ風景をただ見ているだけで、何が起こるのか。

本人は、子どものころから親しんできた思い出の風景や、自分のよりどころである日常の風景、息をのむような美しい風景などを見て、心が動かされる。大都市にも、人の暮らしがあるかぎり、風景はある。

介護している家族も、医療や介護を提供しているぼくたちも、その風景に包まれて、本人と一緒に感動したり、楽しんだり、懐かしい気持ちになったりする。

ぼくも、緩和ケア病棟で、患者さんのベッドに座り、八ヶ岳の風景をただ眺めることがある。お互い横並びに座って、膝が触れそうで触れないくらいの距離感をとる。

「今日の八ヶ岳は、雪がきれいだなあ」

「本当、きれいですね」

一言二言交わすだけで、患者さんとの心の距離が近くなる。その人がどういう人生を送り、今命の期限が迫るなかで、何を大切にしているのか、敬意を込めて思いをめぐらすのである。

風景の前では、介護する人とされる人の区別なく、医療と介護などの業種の違いもない。ただ一緒に「風景を見ている」、フラットな関係があるだけである。

人は風景とともに生きてきた。「人間」というのは不思議な言葉だ。人の間と書く。人と人の間には何があるのか。風景があるのである。ぼくたちは風景のなかで生きてきたことを忘れないようにしたいものだ。

地域包括ケアをする人間は、その人が見ている日常の風景を一緒に眺める機会に恵まれている。その機会を逃さず、一緒に風景を味わってほしい。

介護している家族や医療・介護の専門職が疲れ切ってしまうときには、たいてい視野が狭くなっている。目の前のことしか見えていない。だが、ぼんやりと風景を見るだけで、視野が広がり、いらだった感情や不安をしずめることができる。燃え尽き症候群にならないためにも、風景をみることを大切にしてほしい。

地域づくりのポイント
◇ともに「風景を見る」ことで、心の距離を近くする
◇ときには横並びの関係にして、視野を広げる

その4 日常性を大事にする

あたり前の生活が大事

二〇一六年、熊本は震災で大きな被害を受けた。ぼくが訪ねたときは半年経っていたが、その時点でも、倒壊した家屋がそのままになり、住民は避難生活を続けていた。

地震発生後は、いい意味でも悪い意味でも緊張が続く。地震に負けずにがんばろうと、被災者同士、助け合ったりする。〝災害ユートピア〟が自然発生する。だが、しばらくすると緊張が途切れ、不安や絶望が襲ってくる。体の不調を訴える人がぐんと多くなるのも、このころだ。

そんなときに大切になるのは「日常性の回復」だと、熊本で被災者を診てきた精神科医は語った。

震災後は、みんな大変な目に遭っているのだからと、ある種の自粛ムードが漂う。しかし、心の健康のためには、以前あたり前にやっていたこと、たとえば家族でファミリーレストランに食べに行く、日帰り温泉に行く、という日常を取り戻すことが大切なのだという。

ぼくも、そう思う。東日本大震災の後、福島、宮城、岩手と定期的に支援に入った。津波で家族や家を流されるなど絶望的な状況でも、災害後しばらくは全国のボランティアや支援の声に支えられて、何とか自分を支えていけたように思う。

だが、原発事故の収束には長い時間がかかる。六年経った今も、福島の一部の町では、いまだ避難が続く。日常性を回復できないまま、ふるさとへ戻る人、戻らない人、そして、戻れない人の分断を生んでいる。

そもそも日常とは何なのか。

その人にとって、〝わがまま〟でいられる居場所であり、自分らしさを発揮できる場所ではないかと、ぼくは思う。

認知症の人も要介護の人も働くカフェ

ぼくの〝指導医〟O医師と、茅野市内の福祉施設の責任者をしている若者たちといっしょに、岡谷市にある「ぐらんまんまカフェ」に行ってきた。

訪ねると、認知症の人たちが温かく迎えてくれた。

店内は、楽しくて明るい雰囲気。仕事はプロ級によくやれている。男性は帽子をかぶって、ネクタイをし、女性もエレガントな作業着だ。美しく、若々しく見える。こんなのを着ているだけでうれしくなるだろうな、と想像する。

このカフェは週一回オープンする。料理をつくっているのは、カフェの裏にある小規模多機能のデイサービスに来ている人たちだ。認知症の男性に包丁研ぎの名人がいて、黙々と包丁を研いでいる。認知症の人も、アルコール依存症の人も働いている。人の役に立っているということで、人は元気になるのだ。

この日のランチメニューは、ソースカツどん。これが、とてもおいしかった。

このグループは、「和が家」という宅老所をスタートに八つの事業を展開している。小規模多機能は、デイサービスを中心にしながら、お泊りもできる。利用者が集まると、今日は何を食べようかという話になり、みんなでつくりはじめたりする。ごはんは、みんなの共通の重要なテーマなのだ。この日の「和が家」のメンバーは、おでんと白和えをつくろうという話でまとまったようだ。

以前、岡山にある「きのこグループ」の老人保健施設きのこを訪ねたことがある。認知症の人たちがグループになり、家族みたいにごはんの相談をし、買い物に行ったり、つくったりする。その生き生きした姿に感動し、三度も見に行った。ぐらんまんまカフェには、それと同じような光景があった。

「日常」とは、自由に生きること

特別養護老ホームなどでも、できるだけ家庭的な雰囲気を出そうと工夫している。だが、集団生活をする以上、やはり家と同じというわけにはいかない。

人は自由に生きられるはずなのに、要介護者、障害者になったとたん、その自由が制約されるのだ。その最たるものの一つが、「性」である。

「最低限の性の健康と権利」に注目し、障害のある人への性支援組織を立ち上げ、活動しているホワイトハンズ代表の坂爪真吾さんと対談した。ホワイトハンズとは、「無罪」という意味。性の問題は無罪に、という意味でつけたという。

東京大学で社会学を専攻し、ジェンダーやセクシュアリティについて研究していた。そのなかで、障害のある人は自分の性を満足させるチャンスになかなか出会えない問題に気が付いた。

性の問題といっても、生理現象から恋愛、結婚、育児もふくめて範囲が広い。そのなかで、人間として生きていくうえでの最低限のラインは、男性では射精と考えた坂爪さんは、介護という枠のなかで、性をケアしていこうと考えた。

二〇〇八年に任意団体ホワイトハンズを設立、二〇一一年に一般社団法人化した。看護師、介護福祉士、ホームヘルパーなど医療・福祉系の資格をもっている人。今のところ介助者はすべて女性で、現場で介護しながら性の問題にぶつかって、調べているうちにホワイトハンズの活動につながった人が多いという。

介助者は施設などに行って、射精を介助するが、個室でない場合はむずかしいことが多い。利用者の平均年齢は四〇歳前後。若いときには自分でできたが脳性まひの二次障害などが進み、障害が重くなり自分ではできにくくなったから、という人もいる。女性の利用者はまだない。

高齢者に対しては、定期的にヌードデッサン会を開いている。六〇~七〇代の人が多く、真剣なまなざしで数時間かけてデッサンを描くという。

坂爪さんは「性というものが、ＱＯＬにもかかわっているということが理解できれば、多分変わってくると思います。（性に閉鎖的な日本の社会で）すべてオープンにする必要はもちろんありませんが、少なくとも介護や医療は、やっぱりきっちりと性に向き合っていくべきです」と語っている。

タブー視されがちな性の問題が、堂々と取り組まれるようになるまでには、もう少し時間はかかるかもしれない。だが、性は、ぼくたちがもつ自由や権利でもある。それを含めた日常をどう支えるか。豊かな地域社会をつくっていくためにも、必要な視点である。

地域づくりのポイント

◇地域包括ケアは、あたり前を支える
◇どんな人でも、働く場があることが生きる力になる

最期の場所を自分で選ぶ

滋さん（仮名、七〇歳前後）は、前立腺がんで多発骨転移があった。骨髄にも転移があり、うまく血液を造れなくなっていた。東京の有名な病院で「やるべきことはすべてやった。これ以上やることがない」と言われた。

商社マンとして世界中を駆け回ってきたが、残された人生は、大好きな蓼科にある山荘で過ごしたいと思い、諏訪中央病院にやってきた。それは、人生最後の〝わがまま〟だった。滋さんの「山荘で過ごしたい」という気持ちを聞き、それを実現するためにまず緩和ケア病棟に三日間入院してもらった。その間、滋さんの病状を確認するとともに、訪問看護や訪問リハビリの準備も整えた。

治療を目的とした大病院では「やることがない」かもしれないが、その人が生きているかぎり、地域包括ケアではやれることはいっぱいある。ぼくたちはいつでも全力投球を心がけている。

滋さんが退院してほどなく、若い男性の理学療法士が、滋さんの訪問リハビリに入った。

山荘での生活動作に不自由はないか確認し、改善するためだ。

滋さんは「風呂に入れるようになりたい」と言った。山荘には温泉が引かれており、それが自慢だった。

浴室は地下にある。理学療法士は滋さんを背負って階段を下りた。

「悪いけど、一緒に入ってくれないか。そのほうが安心できる」

滋さんの言葉に応じ、理学療法士は自分も裸になり、入浴を介助した。

温泉で気持ちがよくなり、滋さんにいい笑顔が出た。それがうれしかったのか、妻の恵子さんが、入浴中の二人をカメラに収めた。

「自慢の温泉に入っていってください」

その翌日、ぼくと〝指導医〟のO医師、研修に来ている医学生が訪問した。

恵子さんが、前日、滋さんと理学療法士とお風呂に入っている写真を見せてくれた。本当にいい笑顔をしている。

ぼくは若い理学療法士がとった行動に感心してしまった。仕事中、自分も裸になって、利用者の家のお風呂に入るというのは、なかなかできることではない。滋さん自身も、きっとうれしかったに違いない。

ぼくは、彼のベッドサイドに行き、声をかけた。

「あなたの望むようなことをぼくたちはサポートしたいと思っています。何がしたいですか」

すると滋さんは、こう答えた。

「ぼく自身は、ずっと入りたいと思っていたうちの風呂に入ることができ、満足している。鎌田先生にも、うちの自慢の温泉に入ってもらいたい」

ぼくは、滋さんにもっと〝わがまま〟を言ってもらいたいと思って尋ねたのに、逆に気遣われてしまった。申し訳ないと思いつつ、滋さんの気持ちに甘えることにした。

人は人に何かしてもらうことだけでなく、人に何かしてあげることにも大きな喜びを感じる。滋さんの、ぼくたちを自慢の温泉でもてなしたいという思いを強く感じた。

「わかりました。診察の前に温泉に入れてもらいます」

ぼくは、同行のO医師と医学生を促し、三人で温泉に入った。四〇年以上医者をやっているが、往診先で風呂に入ったのは初めての体験だった。

傾斜地に立つ山荘は、地下の浴室からの眺めも開放的で、夏の林の深緑が心にしみいってきた。滋さんは、この温泉に入りたかったのだ、ということがよくわかった。

しばらくして、またまた恵子さんがカメラを持って、ぼくたちの入浴写真を撮影した。それを見た滋さんは、「家宝になる」と満面の笑みを浮かべた。

それ以来、家の中が明るくなった。人間の心は、ちょっとしたことをきっかけに大きく変わるのだ。

滋さんは、残された自分の人生をどこでどう過ごすか、自分で決めた。そして、その思いとおりに、山荘で息を引き取った。あの入浴写真から二か月半後のことである。

地域包括ケアの大事な柱の一つは死を看取ることだ。最期までどう生きるか、自分で決めることができ、それを実現できる地域包括ケアは、過酷な運命に果敢に立ち向かう勇気のシステムでもあるのだ。

屋根のない施設

だれにでも、自由に生きる権利がある。それは、高齢になっても、病や障害を得ても同じである。

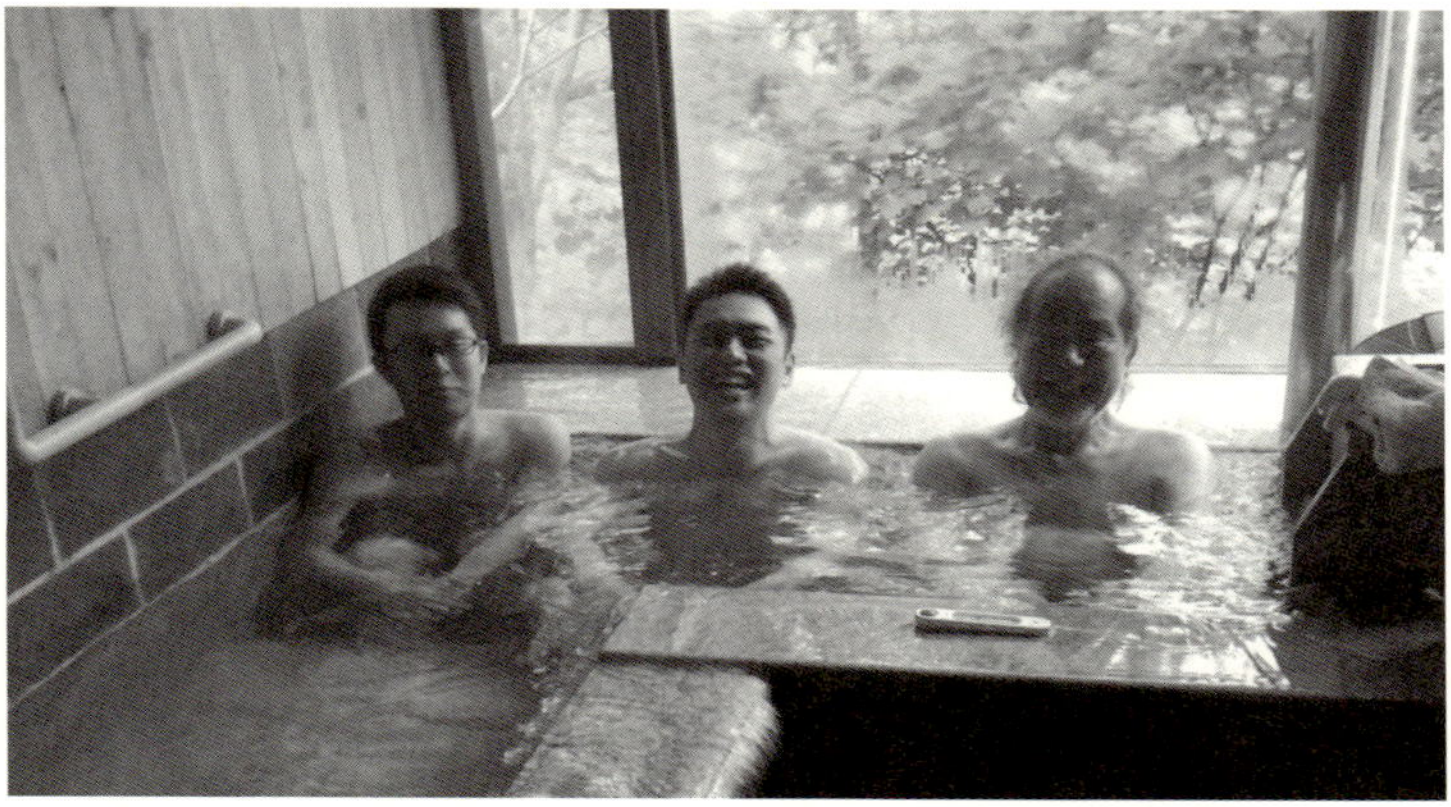

地域包括ケアは、自由な生き方を支えるネットワークだ。

イギリスやフランスには、在宅入院制度というのがある。自宅のベッドを、病院や施設のベッドの一つと考え、必要なサービスを自宅のベッドまで届けるというものだ。

緩和ケアが必要ながん末期の患者さんには、病院の緩和ケア病棟に入院しているのと同じように、自宅にいながら、訪問診療、訪問介護、訪問リハビリが受けられる。

痛みの緩和には、医師と訪問看護師、訪問薬剤師の三者の目を通して、オピオイド系の薬で痛みのコントロールをすることができる。

痛みには、体の痛みだけでなく、心の痛み、社会的な痛み、スピリチュアルな痛みがある。体の痛みは薬でコントロールできるが、それ以外の痛みは、地域包括ケアのほうが対応できる可能性がある。地域の道路を病院の長い廊下と見立てる。屋根のない病院だ。

地域包括ケアは、できるだけ地域で診るシステムであるが、病気によっては、在宅ではむずかしい場合がある。がん性の腹膜炎、腸閉塞、吐血などである。そのためにも、二次医療圏に一つ、緩和ケア病棟があったほうがいい。ほぼ自宅で生活するが、苦しいときは上手に病院の緩和ケア病棟を使うのである。

がんの手術の後遺症で起こる腕や脚のリンパ浮腫も、放っておくとＱＯＬが低下するが、理学療法士や看護師らがリンパドレナージや圧迫療法、運動などを組み合わせて、発症の予防や悪化を防ぐことができるだろう。

リハビリが必要な人には、回復期リハビリ病棟に入院するのと同じように、理学療法士や作業療法士、言語聴覚士などが、訪問リハビリをしていく。

医療だけではない。二四時間訪問介護などで、必要な人にはできるだけ切れ目のない介護サービスを展開することで地域は「屋根のない特養」となりうる。

脳幹部梗塞で寝たきりの五〇歳の男性は、在宅療養を基本にしながら、一か月のうち二週間は療養型病棟に入院する。呼吸や体温の管理など体全体のメンテナンスを行うためだ。そして、この入院は、日々、介護している妻のレスパイトでもある。保育士の妻は、このレスパイトがあるから仕事を続けることができ、精神的にも経済的にも安定を得ている。

今、介護のために仕事を辞める介護離職者が年間一〇万人いるという。政府は、介護離職ゼロを目標にしているが、実現するには企業側の理解や制度改革も必要だろう。

あとの二週間は、訪問看護や訪問診療を利用しながら、家で生活している。胃瘻《いろう》での栄養管理や痰の吸引なども、認定特定行為業務従事者ならば対応できる。

自宅で生活したいという男性の希望と、仕事を続けたいという妻の希望。両方をかなえ、自宅と病院を交互に行ったり来たりする生活もあっていい。病院や施設を上手に利用しながら、その人の自由な選択をできるだけ実現できるようにするのが地域包括ケアである。

地域づくりのポイント

◇地域包括ケアは、自由な自己決定を支える

その6 「最期まで自分らしく」を支える

「孤立死なんて怖くない」

間質性肺炎で、在宅酸素療法をしているミヨさん（仮名、八〇歳）の暮らしぶりはとても丁寧だ。訪問診療に行くと、室内はいつも片付いている。

今は生活保護を受けながら、県営住宅で自分らしく暮らしている。つらいこともあるだろうが、人生を投げ出していない。

とても聡明な人で、周囲の人への心配りもすごい。

往診に同行した医学部の学生に、「よく勉強して、いいお医者さんになって」と励まし

たりする。

現在、要介護2。すぐに息が切れてしまい、数メートルをつかまり歩きするのがやっとだ。だが、彼女は「一人で生活していきたい」と考えている。

もちろん、介護施設や病院にいたほうが安全なのではないか、と心の迷いもある。しかし、これまでとおり自由に暮らしたいという思いが強い。たとえば、施設では、消灯時間が決まっており、就寝時間さえ自分で決められない。そういう生活は嫌なのだという。夜遅くまで本を読んだり、ラジオを聞いたりして、午前中くらいまでゆっくり寝て過ごす人がいていいはずである。

彼女が利用しているサービスはそれほど多くない。ぼくたちの訪問診療の後、訪問入浴サービスが来るという。買い物は、時々ヘルパーに頼む。冷凍野菜ラーメンを買ってきてもらって、冷凍庫にストックしている。一食はラーメンとして食べ、次の食事はそのスープに冷やごはんを入れておじやのようにして食べる。そんな簡単なものだが、一応、炊事も自分でやる。そうやって、やりくりしながら、在宅で暮らそうと思っているという。彼女のささやかな〝わがまま〟だ。

彼女には一つだけ贅沢があった。冬は友だちからさつま芋を分けてもらって、それをアルミホイルに包んでストーブの上で焼き芋にすることだ。だれか来たときには、その焼き芋を切って、ごちそうする。ほくほくの焼き芋だ。

ミヨさんは、自分の命の期限が近いことも承知している。「いつもお迎えが来てもいいように」と、できるだけ要らないものは捨て、本当に今の自分にとって必要なものだけを残し、家を整頓し、生き方を整理している。孤立死なんておそれていない。

この人は最後の最後まで、きちんと彼女らしく生きるだろう。自分の人生を、自己決定しているところがすばらしい。

「なんであんなに達観しているのかね」

思わずぼくは、O医師に聞いてしまった。

O医師は、彼女の主治医として、何度もICUで、重症の喘息発作や心筋梗塞など、命の修羅場をくぐり抜けてきた。退院した後、主治医が訪問診療に来てくれること自体も、ミヨさんの心の支えになっているように感じた。

「自立死」という形がある

内閣府の平成二八年度版高齢社会白書によると、六五歳以上の一人暮らしは四七九万人(二〇一〇年)。一〇年間で約一・六倍に増加した。これに伴い、孤立死も増えている。東京都監察医務院によると、東京二三区内において、六五歳以上の一人暮らしの人で、自宅で死亡した人は二〇一五年には二一四八人だった。

最近、孤立死保険なるものが登場した。賃貸アパートの住人が孤立死をしたとき、家財の処分や部屋のリフォームに費用がかかる。そのための保険だ。大手保険会社も参入してきている。一戸あたりの契約はシンプルなものでは三〇〇円と安い。事故後一年間、最大二〇〇万円を保障するという特約もある。

孤立死が発生すると、行政は何をしていたのだ、と批判が起こる。でも、すべての孤立死が不幸とはいえない。本人が困っているのに、だれも気付かずにそのまま亡くなってしまう例は別として、本人が最期まで自由な暮らしを望み、その結果の孤立死ならば、それも一つの選択だ、とぼくは思っている。

ミヨさんは、ニュースで「白樺湖の高原にクロユリが咲いた」ことを知り、それをうれしそうに語った。

クロユリが咲いた、と言っただけなのに、O医師がその言葉を受け止めた。O医師は応援を集めて、彼女を白樺湖に連れて行った。それからしばらくして彼女は亡くなった。

ミヨさんは、最期は一人で逝った。〝我《われ》のまま〟を通して亡くなった。人は、「孤立死」というかもしれない。でも、彼女の最期を的確に表しているようには思えなかった。「自立死」ではないかと思った。彼女はちっとも淋しそうではなかった。大切なのは、最期までその人らしく生きることであり、その〝わがまま〟を応援する人がいることなのだ。

多死時代を支える在宅医療

日本は、多死時代を迎える。現在、一年間で亡くなる人の数は約一二七万人だが、二〇二五年には約一六〇万人に増加。二〇三九年には約一六七万人とピークになる。少産少死時代から、少産多死時代へと社会構造が転換するのである。

こうした大きな流れのなかで、看取りの形も大きく変わることは確実である。

現在は、八割の人が病院などの医療施設で亡くなっているが、内閣府の「最期を迎えたい場所」をきいた調査では、五四・六%が「自宅」と答えている。「病院などの医療施設」を望む人は二七・七%である。しかし、この医療施設を望む人も、家族に負担をかけるから、現状の在宅医療サービスだけでは対応できないからという理由で、いわば消極的に選んでいる可能性がある。

その証拠に、最期を迎えたい場所も、そのときの状態によって変わってくる。

厚生労働省医政局の二〇一四年の調査では、「末期がんであるが、食事はよくとれ、痛みもなく、意識や判断力は健康なときと同様な場合」、七割以上が「自宅」と答えている。だが、同じ末期がんでも、「食事や呼吸が不自由」になると、「自宅」と答える人は約四割に減少する。「認知症が進行し、身の回りの手助けが必要で、かなり衰弱が進んできた場合」では、「自宅」と答えた人は一割強しかいない。

しかし、多死時代、看取りの場は否が応でも、病院などの医療施設から、自宅へと変わっていく。患者が多すぎて病院で対応しきれないのだ。

国は医療費を削減するために、病院のベッド数を減らそうと躍起となっている。療養型病棟も一部のタイプは廃止を考えている。だから、二〇二五年の多死時代を乗り越えるには地域のパワーが不可欠になってくる。

患者さんに教えられた「幸せ」

医療法人社団悠翔会は、東京都内、埼玉県南部などで在宅医療を展開する法人として国内で最大規模の在宅診療所グループだ。一〇か所あるクリニックはすべて「機能強化型・在宅療養支援診療所」だ。これは、在宅医療に従事する常勤医師が複数名勤務している、一定数の時間外往診や在宅看取りに対応している、などの実績がある在宅療養支援診療所に認められている。

悠翔会を立ち上げたのは、当時三〇代だった佐々木淳医師だ。

「在宅は人対人という関係性のなかで、自分の専門性を活かして、この人に何かできないかと自由に考えられます。医師というより、対人援助職としてやりがいがあります」

さわやかにそういう佐々木医師だが、初めは在宅医療の魅力がわからなかった、という。

偶然のようにして、在宅クリニックでアルバイトをしたものの、心のなかには大きな戸惑いがあった。

「はじめは、医者の仕事は病気を治すことだと疑いもなく思っていましたから、病気を治せないことはすごく不幸だと思っていたんですね」と佐々木医師。

しかし、ALS（筋萎縮性側索硬化症）の人の訪問診療をしたとき、思わず「人工呼吸器がついていて、つらくないですか」と聞いてしまったことが、気づきのきっかけになった。

その人は、目線でキーボードを入力して「つらくない」「ついていることに気がつかない」と返してきた。

手術で気管食道分離をしてあるので、ビールも飲める。若いボランティアの学生と一緒に花見にも行くという。目の前のベッドで寝ているのは、「不幸な患者」ではなく、あたり前に人生を楽しむ六五歳の男性であることに気づかされた。

それから、在宅医療をやりたいと思うようになった。すぐに、開業届けを出し、ALSの男性との出会いから半年も経たないうちに保険診療を始めた。

現在は、法人全体で二三人の常勤の医師が、約二〇〇〇人の在宅患者さんを診ている。定期的な訪問に加え、緊急時には三六五日×二四時間体制で対応、必要に応じて臨時往診や入院先の手配などを行っている。

訪問診療の目的は、病気の治療だけではなく、その人の生活全体をみて、できることを探す。しかし、治療ガイドラインに従い、決められた方向性のなかで働くことに慣れている多くの医師は、在宅診療に戸惑うことが多い。そこで、看護師と組んで、チームとして動くことで、医師と看護師が意見を交換し合い、いいケアを探せるようになってきたという。これは、地域包括ケアのチーム医療やネットワークにも活かせる話だと思う。

連携がないと看取りはできない

悠翔会では、年間四〇〇件以上の看取りも行っている。

在宅看取り率は七〇〜八〇％前後と高い。在宅看取り率は、医師だけでなく、訪問介護や訪問看護、家族などとしっかりと連携できているかどうかの指標になるという。つまり、連携がないところで、看取りはできないということだ。

都心では比較的在宅介護サービスが充実しているので、一人暮らしの人の看取りもそれほど困難ではないという。訪問介護や訪問看護が入り、一日に三〜四回、だれかが様子を見に行く。その間、本人が一人で過ごす時間もあるが、何かあれば本人が呼べるようにしている。ときには、スタッフが一人で亡くなっているのを発見することもある。

多死時代の看取りは、そういう形のものが多くなっていくだろう。本人が納得しているかどうかが大事なのだ。ぼくならば一人で死んでいくのはかまわないと思っている。たくさんの人に囲まれて、みんなにありがとうと言って死んでいくのもいいと思うが、だれもいないなかで一人、じゃあな、とこの世とおさらばするのもありだと思っている。問題は納得しているかどうかなのだ。

内閣府の規制改革会議は、在宅での看取りの規制の見直しを始めている。できるだけ、緩やかにしたほうがいい。死亡することが医師によって予想されていて、看護師との十分な連携がとれていれば、医師が速やかな対面での死後診察が困難なときに、訪問看護師が医師と電話連絡をとりながら、死亡確認をしてもかまわないのではないかと思う。

悠翔会グループでは、別に開業している在宅クリニックの医師に対して、夜間対応を提供しているが、こうした横の連携も重要になってくるだろう。

コラム――**ぼくが決めた〝わがまま〟**

看取りは、最期までその人が望む生を支えるということである。そのとき、重要になるのが、胃瘻などの延命措置だ。

胃瘻を設置している人は、現在二六万人いるといわれている。四〇万人と言う人もいる。実態はよくわからない。胃の内側と外側から穴をあけ、外からチューブを入れて栄養を送る治療法だ。

胃瘻にもメリットはある。

たとえば、孫の結婚式に出たいから、その日まで体力をつけたいなど、一時的に胃瘻をして栄養をしっかりとって体力をつける。目的を果たした後は、閉鎖する。こういう場合は、積極的にすすめたいくらいだ。

だが、本人の選択もなく、目標も明確にしないまま、ただ食べられなくなったから自動的に胃瘻を設置するというのは、残酷な結果につながりやすい。ぼく自身は食べられなくなったら、胃瘻は設置しないでもらいたいと思っている。

皮下に埋め込み式のポートを設置する中心静脈栄養という方法もある。中心静脈栄養のほうが、まだいい。でも、これも嫌だという人もいるかもしれない。手の静脈から点滴で栄養を入れる方法もあるが、点滴のあいだは手が固定されるので、ぼくがされる側だったら、できたらしてもらいたくない。

ぼくは、一時をしのぐための使い方なら、受けてもいいが、そのままずっというはノーサンキューと言いたい。

鼻から胃に管を入れて、高カロリーの流動食を入れる経鼻経管栄養という方法もある。これも、鼻に当たって痛いので、ぼくが寝たきりになったときにはやってもらいたくない。

このことは、訪問診療の〝指導医〟O医師や、諏訪中央病院の緩和ケア病棟を一緒に回診しているK医師には伝えている。

大事なことは、本人が選択し、その意思をみんなで尊重するシステムがあること。そのためにも本人が元気なうちに、食べられなくなったときにどうするか、意思を伝えておくことである。

地域づくりのポイント

◇「死に方」は、「生き方」の延長線にある
◇最期までその人の〝わがまま〟を支える

その7 死を学び、死と向き合う

「死」は敗北ではない

老衰は、日本人の死因の五位である。老衰とは、高齢者でほかに記載すべき死亡の原因がない、いわゆる自然死の場合のみ用いていい、と厚生労働省は定義している。

しかし、「老衰」という言葉はどこか非科学的で、敬遠する医師も少なくない。それは、長らく医学にとって、「死は敗北」という価値観が支配していたからではないか。

ぼくは、これまで「老衰」と書く場合は、ご家族に了解を得るようにしてきた。「〇〇さんは、すべてのエネルギーを使って生き抜きました。〇〇さんによくがんばったねという思いで、『老衰』と書こうと思います。よろしいでしょうか」

どのご家族も、納得された様子だった。少なくとも、「老衰と書かないで」という人は一人もいなかった。

NHKスペシャル取材班『老衰死　大切な身内の穏やかな最期のために』（講談社、二〇一六年）は、石飛幸三医師の看取りをドキュメントしながら、だれもが迎える「死」というものを、科学的にアプローチした番組を本にまとめ直したもので反響を呼んだ。

「死」は、「敗北」でも、「タブー」でもない。「死」を、生の営みの一部としてとらえるという視点は、看取りを支えようとする人や看取られる人自身の選択にも大事なポイントになる。

ぼくはある週刊誌で石飛さんと対談し、この本の書評も書いたことがある。

「老衰死」が科学的にわかってきた

日本の高齢者の意識調査では約九〇%を超える人たちが、延命医療は行わず、自然にまかせてほしいと思っている。しかし、ことはそう簡単ではない。食事が食べられなくなると、胃瘻を設置したり、鼻から管を入れて、太い静脈から高カロリーの輸液を行ったり、日本では約七〇%が人工栄養補給を実施しているといわれている。

高齢者が食べなくなった、食べられなくなったとき、日本でもっとも重視するのは、生存時間が延びる可能性を考えた栄養補給だ。一方、フランスやイギリス、オーストラリアでもっとも多かったのは、本人の尊厳保持である。

寿命を迎え、食べることができなくなったとき、体内では何が起きているのか。腸管の細胞の萎縮にともなって、消化や吸収の能力が低下し、慢性炎症によるエネルギーの浪費が起きて、筋肉が減る。単に、食べないから死ぬのではない。食べられなくなると、脳内麻薬といわれるβエンドルフィンが分泌され、痛みや苦しみが緩和される。ぼくなら、こんな状態で、この世をグッドバイしてもいいと思う。こうした自然な死の姿が、科学的にわかってきた。

しかし、前述のとおり、日本では人工栄養補給をする人が七割を占める。延命のためといいながら、結果的に、死の摂理に逆らい、本人を苦しめてしまうことも多い。アメリカの老年医学会では、終末期における経管栄養は適切ではないとしている。

最近出した『検査なんか嫌いだ』（集英社、二〇一七年）にも、アメリカ医学界を中心とした「CHOOSING WISELY」（検査や治療法を賢く選ぼう）という運動のことを書いたが、やはり、簡単には胃瘻を設置しないという方向に向かっている。

アメリカの終末期ケアで推奨されているのが、スロー・ハンド・フーディングだ。食べられなくなった人に、家族や親しい人が、その人が食べたいと思うアイスクリームやプリンなどを一さじずつ食べさせてあげることをいう。これは栄養というよりも、人とのきずなの再確認や心の交流という面が大きい。

日本の「死の質」は、世界八〇か国中一四位と、先進国のなかでは低いといわれている。痛みや苦しみを我慢しているか、家族ときちんと別れができているか、患者さん自身が命のあり方を自己決定しているか、などを多面的にチェックした結果の、厳しい評価である。

尊厳ある死とは何か、どうしたらそれを支えることができるのか。地域包括ケアは、それを本人とともに真剣に考え抜き、実践できるネットワークでありたい。

「痛みを温存」しあえる地域

看取りのネットワークは、その人に死が訪れれば、いちおう終わる。だが、いい看取りができたネットワークは、残された家族や親しい友人、あるいは医療や介護の専門職の人たちのグリーフケア（悲嘆の支え）のためのネットワークにもなる。

東北学院大学の教授、金菱清さんの『震災学入門　死生観からの社会構築』（ちくま新書、二〇一六年）や『呼び覚まされる霊性の震災学』（新曜社、二〇一六年）はとても興味深い内容だった。彼と対談をして、その思いをさらに深くした。

金菱さんの専門は、震災社会学。一見、医療や介護とはかけ離れているように思えるが、共通する点が多いことに驚いた。その一つが「霊性」「スピリチュアル」というキーワードだ。金菱さんは、二〇一一年の東日本大震災の被災地を、ゼミの学生とともにフィールドワークし、霊的な体験を収集した。そのなかに、タクシー運転手の体験がある。

女性がタクシーに乗ってきて、行先を告げる。「そこは津波で更地になりましたがよろしいですか」と運転手が聞くと、女性は「私死んだんですか？」とつぶやいて、振り返ると女性の姿は消えている、というような話だ。似たような話を、複数のタクシー運転手が話している。

「大切なのは、霊が本物かどうかということではなく、本人たちがどうとらえているかだ」

と金菱さんは言う。タクシー運転手たちはそれを怖がるのではなく、畏敬の念を抱き、もう一回、出てきてもらってもいいとさえ思っている。その心の温かさに興味をもち、「霊性」という観点から研究を進めることになったという。

今、日常生活のなかで、死は見えないところに隔離されている。死は悲しいことだから、死者のことは早く忘れるほうがいいという風潮もある。

特別養護老人ホームやデイサービスなどでも、利用者が亡くなると、その死は伏せられるところがある。その人ははじめからいなかったかのように、死は隠される。

しかし、死の悲しみや喪失感を乗り越えていくには、悲しみや喪失感を忘れることではなく、自分のなかに抱えたままでいいのではないか。金菱さんは「痛みの温存」というキーワードを使っている。そして、その痛みを時々、出し合って、語り合える人と人との関係性が大事なのではないかという。

金菱さんは前述した『震災学入門』で、こんなことを書いている。

> 死者が「呼びかける」対象である以上に、「呼びかけ」を行う主体であるとき、私たちは、感受性を研ぎ澄まし霊性である生ける死者からの声にどれだけ耳を傾けていけるだろうか。私たちの想像力がむしろ問われているといえるだろう。

ぼくは看取りにこだわってきた。

どんなに医療が発達しても、人間は死を避けることができない。だからこそ、地域包括ケアのなかでは、死から逃げない医療を実現していきたい。

毎年六月の第一土曜、諏訪中央病院の緩和ケア病棟の家族会が開かれる。亡くなった人たちのことを忘れないように、残された家族や医師、看護師、ボランティアたちが集まり、こんなこともあったね、と笑い、涙する。看取った直後にはできなかった心の整理をする時間にもなっている。

亡き人の思い出を語らい、死を受け止める。そういうことができる人と人とのつながりが、地域包括ケアには大事なのだと思う。

地域づくりのポイント

◇老衰死は、生活の場である地域でこそ実現しやすい

◇地域包括ケアは、その人らしい死を看取り、残された人と悲しみを共有する

第5章

町づくりにルネサンスを起こすための6つの視点

その1 町づくりは、健康づくりから始まる

難民キャンプで、健康づくり運動

二年前から、ぼくは再び健康づくり運動を始めた。長野県茅野市で取り組み始めてから四三年。今度の場所は、イラク北部の難民キャンプである。

ぼくが代表をしているNPO日本イラク医療支援ネットワーク（JIM－NET）やNPO日本チェルノブイリ連帯基金（JCF）は、二〇〇三年のイラク戦争後から、白血病や小児がんの子どもたちの医療支援を続けてきた。

戦争は一度起こしてしまうと、そのダメージはずっと続く。イラクの子どもたちに小児白血病が増えているのは、劣化ウラン弾の影響ではないか。まだ科学的な証明はないが、イラクの多くの医学者たちが懸念している。

一方、米国を中心とした有志連合は、劣化ウラン弾の使用をずっと否定してきた。しかし、今年になってワシントンポストが、シリアでの対ISの戦闘に米軍が劣化ウラン弾を使用したとすっぱ抜いた。その戦争の爪痕をもろに受けるのは、子どもたちである。その子どもたちの命をどう守るか。

そんな活動のさなか、シリア内紛や過激派組織ＩＳの拡大、さらにはアメリカ軍を中心とした有志連合の攻撃により、難民・避難民があふれだした。イラク第二の都市モスルをＩＳから奪還するための攻撃が始まってからは、さらにモスルからの避難民が押し寄せている。

多くの難民、避難民たちが身を寄せるのは、比較的治安がよいイラク北部のクルド自治区に点在する難民キャンプである。ぼくたちは、すぐに行動を起こした。シリアから逃れてきた妊産婦や幼い子どもの支援、地雷で手足を失った人たちの義肢やリハビリ、もちろん支援物資としてミルクや水、衛生用品も届けた。診療設備を車に積んだモバイルクリニックで、難民キャンプから難民キャンプへと走り、医療を提供した。

しかし、こうした活動だけでは変えられない空気があった。絶望である。避難生活が長期化し、

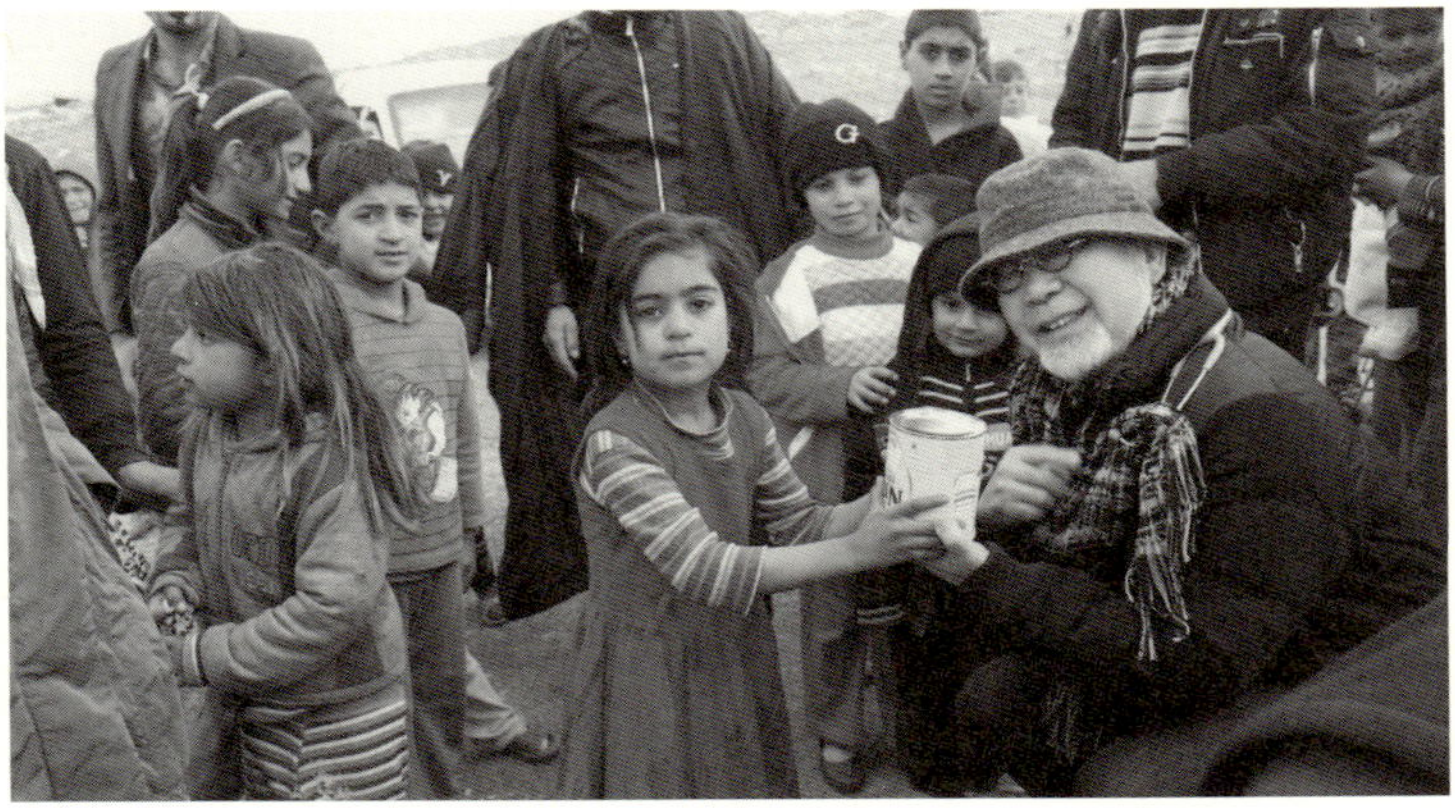

帰れるめどが立たないなかで、絶望は感染症のように広がり、人をむしばむ。絶望は、感染症より怖い。絶望と不満が鬱積した社会は、第二のテロ、第二の暴力、第二のISを生むからである。

そんなときに、ぼくたちが打った次の手が、健康づくり運動だった。

健康づくりは、希望づくり

「難民キャンプで、健康づくり?」

日本でこの話をすると、なぜか、意外な顔をされる。もっと緊急性の高いことがあるのでは? と言いたげである。実際、イラクの難民キャンプに行っても、失笑がもれた。

「健康のために、オレたちに散歩しろだって? オレたちはISから逃げるために二週間も山の中を歩き続けたんだ。もう無駄に歩きたくないよ」

シリアから逃げてきた男性がそう言った。なんだ、この日本人は、と不信感を顔にあらわした。しかし、ぼくもここは譲れない。

このとき訪ねたのは、シリアからの難民一万人近くがテント生活をする、北イラクのダラシャクランのキャンプと、モスルなどからの国内避難民約四万人が暮らすアルビルの教会の二か所。どちらも高血圧、脳卒中、心臓病、糖尿病などを抱える人が多かった。多くの人たちが、一日中することもなく、テントや建物のなかで過ごしていた。栄養も偏りがちである。国連の支援物資は、砂糖、油、小麦など。どれも肥満につながりやすい。

ぼくは、難民・避難民の人たちに集まってもらい、自分たちで健康を守るために、次の提案をした。

①減塩、②野菜を多く食べる、③一日一五分の散歩、④生きがい（目標）をもつ、⑤人に手を差し伸べよう——という五つである。

最初に、「減塩」について話し始めると、聴衆がクスクス笑い出した。五〇人が集まる会場もあれば、一〇〇人が集まる会場もあった。とりわけ健康に興味があるというわけではないが、何もすることがないので聴きに来たというのが正直なところだろう。ぼくたちがプレゼントとして用意したモロヘイヤの粉末スープをお目当てに来た人もいる。

次に、野菜をたくさん食べようと話すと、ヤジが飛んだ。

「オレたちは肉が好きだ。UNHCRに肉をもっと出せと文句を言っているんだ」

しかし、なぜ野菜がいいのかを話すと、「そうか、野菜が大事なんだな」と、強面の男がひげをなでながら言った。

一日一五分間の散歩をしようと言うと、みんな大笑いだ。先に書いたように、命からがら逃げてきて、もう歩きたくないというわけだ。

だが、ぼくはかまわず続けた。

「ここが大事なんだ。歩くことは糖尿病にも高血圧の人にもいい。絶望的な状況のなかでゴロゴロしているのがいちばんよくない。気持ちも暗くなる。みんなで一日一五分歩こう。自分の健康を自分で守ろう！」

するとおお、と歓声がわいた。

命の価値はみんな同じ

最初は、自分と自分の家族の健康を守るために歩こう。歩いているうちに、健康と命の大切さを実感できる。そうしたら、次は同じキャンプの人たちの健康と命も大切と考えて、一緒に歩くことを呼びかけよう。

自分の健康と命も、宗教も宗派も国も違う人たちの健康と命も、同じように価値がある。平和はすぐには実現できないかもしれないが、初めの一歩は自分の健康や命を大切にすることから始まるのだ。

そんな話をすると、会場のみんなが集中しはじめた。

「ちょっとしたことにも感動することが大事だ。夕日を見て、感動しよう」とぼくは続けた。

またまた男たちが笑いだした。

「毎日、落ちる夕日なんかに感動できるか」

ぼくは、難民キャンプの砂漠に落ちる夕日の壮大さを思い浮かべ、こう言った。

「それでも一日一日で夕日は違うはず。おお、今日もきれいだなと声に出して言ってみよう。そうすることで、喜びや幸せを感じるセロトニンというホルモンが出て、ストレスが軽くなっていく」

笑った男たちも、一歩引いて聞いていた女たちも、真剣な顔でうなずくようになった。

四つ目に、「生きがいをもとう」という提案をした。

「みんなは、元気に故郷に帰りたいだろう？　それを目標に、今からみんなで健康づくりを始めよう！」

おう、おう、と会場がこれまでになく湧いた。「故郷に帰ろう」という言葉に反応したのだろう。

最後にぼくはこう述べた。

「自分は難民だから助けてもらうのがあたり前と思わずに、自分よりつらい状況の人がいたら、手を差し伸べよう。そうしたら、自分も元気が出てくる」

そう話すと、大きな拍手がわき起こった。

復習の意味で「一つ目のポイントは？」と尋ねると「減塩！」と返ってきた。

「二つ目は？」と尋ねると「野菜を食べる！」。はじめは関心がなかった人たちが、五つのポイントをすべて覚え、素直に声に出して返してくれた。

健康・命を守る視点で対立を越える

今、世界中に難民が約六五三〇万人いるといわれ、近々七〇〇〇万人に達すると国連は予測している。難民に対しては人道的支援として、テントと水と最小限度の食料が提供されるようになっている。

だが、それだけでは問題は解決しない。難民キャンプでは命は救われるかもしれないが、そこには彼ら自身の暮らしがない。仕事もなく、することのない毎日は、精神的に追い詰められ、けんかや暴力も多くなっていく。そこでは生きていけないと思った人たちがヨーロッパに抜け出そうとしていく。大規模な人の移動は、経済や、もともとそこに住んでいた人たちとの軋轢を生みだし、衝突と分断をつくっていく。

日本は難民に対して閉ざした国である。今後もその方向で進むのであれば、難民となった人たちが健康で、元いた場所に帰れるように支援することが、国際社会の一員としてすべきことではないか。

ぼくたちNPOは、難民キャンプを支援している四つの一般診療所に薬を供給しながら、クルド自治政府およびイラク中央政府と協力して、プライマリ・ヘルス・ケア診療所を二つつくった。クルド自治政府とイラク中央政府は同じ国のなかにいて、反目し合っている。クルドはイラクから独立するのが長年の悲願だ。そんななか、ぼくたちのNPOが間をとりもつことになった。

健康を守るという使命を通し、お互いに協力し合うことが、平和を築くことに役立つだろうと呼びかけると、彼らは納得してくれた。クルド自治政府は、土地と建物を、イラク中央政府はそこで働く医師や看護師などの人材と薬を、そしてぼくたちは日本政府の応援を受けながら、超音波検査機器などの医療機器をそろえた。みんな、健康や命のためには、確執や分断を越えやすいのである。

健康づくりは平和づくりにつながる

難民キャンプでの生活は、どうしても他人任せになる。しかし、国連に文句を言うだけではらちが明かない。もちろん支援は必要だが、自分の健康や命は自分で守る、という自助の意識がなければ、過酷な難民生活を支える希望は見いだせない。

健康・命をキーワードにすると、一人ひとりが当事者となり、主体的にかかわる姿勢を引き出してくれる。健康は、自分自身で努力しなければ手に入らないからだ。そして、自分の健康や命を大切にすることは、見知らぬ人の健康や命の大切さを気づかせ、視野を開かせる。人と人とのつながりや、自然とのつながりのなかで、自分の健康や命が守られていることも気付かせてくれるだろう。これこそ、町づくり、地域包括ケアづくりの出発点だと思う。

二〇一一年三月に起こった東日本大震災で、被災地は津波によって、かけがえのない人の命や、あたり前の日常生活が根こそぎ流れた。大きな被害を受けた石巻市で、医師や看護師、ケアマネジャーら医療・介護にかかわる人たちが復興のために立ち上がったのは、地域の人が安心できる在宅医療のネットワークづくりだった。まだ建物も建たない前のことである。

諏訪中央病院で地域医療をやっていた遠藤医師は、石巻に救援に入った。そこで、地域の人たちの生きる姿に共感し、諏訪中央病院を辞して、石巻市立総合病院で地域包括ケアを始めた。

被災者や難民となり、多くのものを失ったからこそ見えるもの、それは健康・命の大切さである。ここから目をそらさないかぎり、地域包括ケアづくりは大きく間違えないだろう。

地域づくりのポイント
◇地域包括ケアの出発点は、健康・命を守ること
◇健康・命を介して、自分と他者の関係や、助け合いの大切さに気付く

その2 介護はお荷物ではなく、地域の資源

「不便ではあるが、不幸ではない」

地方への講演へ行く新幹線の出発時間が迫っていた。東京駅の構内を速足で歩いていると、不意に「鎌田先生？」と呼び止められた。

相手は見覚えのある男性だった。名前はのど元まで出てきていたが、間違ってはいけないとためらっていると、「ぼくです。佐藤です」と名乗った。

佐藤雅彦さん、六二歳。若年性アルツハイマー病と診断されて一〇年以上経つ。

「なんだ、ぼくよりずっと記憶力がいいね」とぼくが言うと、お互いに笑い合った。

佐藤さんとは四年前、テレビの取材で知り合った。

「認知症になって生活は不便になったけど、不幸せではありません。ぼくは幸せです」

こんなことをさらりと言ってのける佐藤さんとは、どういう人なのか興味が湧いた。そして、知れば知るほど、彼のチャレンジ精神旺盛な生き方にすっかり魅せられてしまっている。

彼は、認知症を抱えて生きることとはどういうことか、本名と顔を公開して、取材を受

けたり、各地に赴いて講演活動を行っている。著書も二冊ある。この日も東京駅で取材を受けている最中だったようだった。

佐藤さんの認知症との付き合い方には、学ぶべきことがたくさんある。

当初、彼は記憶の障害をカバーしようと、日記やメモをつけていた。だが、それを読み返してみると、「こんな失敗をした」「～ができなかった」と、ネガティブな記述ばかりで、落ち込んでしまった。どんどん能力が失われていく自分とどうつきあっていったらいいのか。

佐藤さんのすごいところは、落ち込みっぱなしではなかったことだ。失敗は多いが、すべてのことができなくなったわけではない。ポジティブな視点で「できたこと」「楽しかったこと」を書くようになった。

日常の小さな出来事だが、大きな自信につながった。

同時に、携帯電話やｉＰａｄを活用して、できるだけ物忘れを防ぐようにした。糖尿病の彼は、毎日、薬を飲まなければならない。その飲み忘れを防ぐために、リマインダー機能を利用するのだ。人と待ち合わせをしたときも、家を出る時間にアラームを鳴らす。今がいつかわからなくなる記銘力障害を補うため、日付や曜日の表示がでる腕時計も使っている。

郵便物などの出し忘れを防ぐために、書いたらすぐに出すことに決めている。自分が住んでいる家から一駅離れたところにある喫茶店にもよく行く。午前中だったら、モーニングセットを頼み、午後だったらコーヒーだけ頼む、と決めておくと、注文するときに迷わなくなった。

認知症の人は、新しいことを覚えるのが苦手な傾向がある。でも、これからの認知症の人は、元気なときから携帯電話やｉＰａｄ、パソコンなどに慣れ親しんでいる人が多く、こうした便利な道具が大きな味方になるだろう。

困ったら、助けを求められる地域

もう一つ、佐藤さんに学ぶべきことは、認知症であることを隠さないことだ。困ったときには、助けを求めることを恐れない。

たとえば、散歩に出て迷ったときのために、「私は認知症です」というSOSカードを持ち歩いている。認知症であることを隠さず、必要なときは助けを求める。

彼は、絵が好きで、美術館にも行く。付き添いの人を探すときは、「美術館に行くけど、行きたい人はいる？」とインターネットで呼びかける。彼が求めているのは、介助のプロではなく、一緒に美術館に行くのを楽しんでくれる人。こういう視点は、医療や介護のプロほど忘れがちなのではないか。

「痴呆」から「認知症」へと病名が変わっても、いまだに「認知症になったら、もうオシマイ」というような風潮が残っている。

本人も、社会に出づらくなって閉じこもり、それが病気の進行を早める一因になっている。病気が進めば、さらに外に出ていきにくくなる。この悪循環を打ち破ろうとするように、佐藤さんは果敢に社会にかかわろうとしている。持ち前のオープンマインドでたくさんの人とつながり、応援を受けながら、自由に自分らしく生活しているのだ。これは、日本の認知症医療や介護にとって、重要なヒントになる。

ボランティア、いたらいいな

佐藤さんは、認知症の人がもっと生きやすくなるためには、社会の変化が不可欠だという。

たとえば、スーパーのレジで、支払いに時間がかかってしまうことが多いが、おおらかに見守ってくれる寛容な雰囲気がほしいという。

たしかに、ぼくたちは時間に追われていて、ちょっとでも自分のペースを乱されるとイライラしてしまいがちだ。そういうギスギスした空気は、いつの間にか見えないバリアをつくってしまう。バリアフリー社会に向かおうとするなかで、いちばん取り払うのがむずかしいのは、偏見や不寛容などの心のバリアだといわれる。

銀行のATMでは、操作に不慣れな人がいると、銀行のOBスタッフなどがすぐにやってきて操作を手伝ってくれる。これと同じように、スーパーやコンビニのレジ、駅の券売機の近くにも、困ったときにすぐにサポートしてくれる人が配置されているといい。いわば街角のコンシェルジュだ。こういう人がいると、認知症の人だけでなく、ちょっと何かを尋ねたいときなどに便利だと思う。

諏訪中央病院の玄関ホールにも、ヘルスボランティアのOBがグループをつくり、病院玄関ホールボランティアをしてくれている。だれにでも気軽に声かけして、その人を目的のところまで案内している。

認知症の人の意見を、町づくりのヒントに

北海道十勝地方の本別町は、「物忘れ散歩のできる町」をキャッチフレーズにして、認知症の人が散歩にでかけても、ボランティアが見守り、危険がないようにしている。

認知症は、進行度と生きにくさ（障害）はイコールではない。軽度であっても、周囲が無理解であったり、非協力的であったりすると、生きにくさは大きくなる。反対に、かな

り重度であっても、周囲が理解を示し、その人を受け入れ、好きなことを続けられるような環境があれば、それほど生きにくさは感じずに暮らしていける。

認知症の人にとって、どんな環境が生きやすいか、どんなかかわり方がうれしいか、当事者の意見をしっかり聞いて、地域包括ケアづくりに反映させることがポイントになる。そうすることで、認知症ではない人たちも、もっと生きやすい町に変わっていくように思う。

本別町のように町中に見守りがあれば、障害のある人も、高齢者も安心して外出でき、町のなかで子どもを安心して遊ばせることができるだろう。

ぼくたちは長らく、「当事者はサービスの対象者」と考えるばかりで、「当事者の視点」というものをないがしろにしてきたのかもしれない。認知症の人だけでなく、車いす生活者、視覚障害者、子育て中の一人親など、地域に暮らす当事者自身が「講師」になって、町づくりをリードできたら、みんなにとって生きやすい町になるかもしれない。

介護経験が、新たなサービスをつくる

家族を介護した経験というのも、地域にとっては資源だ。介護者になってはじめてわかることも多いからだ。

茅野市の住宅街のなかにある秋桜荘は、九年前、Sさんが自宅を改造してつくった有料老人ホームだ。要介護4、5の人たち五人が入居している。

介護スタッフが昼間は三人、夜間は一人つく。四人の看護師が交代で勤務する。同じ系列の介護センターこすもすなどから訪問介護や訪問看護が派遣されてくる。急変時には、諏訪中央病院出身の往診クリニックのH医師が二四時間対応する。その後ろには、諏訪中央病院もついている。

Sさんが、このような有料老人ホームをつくったのは、「自分を守るためだった」という。どういうことだろうか。

Sさんは、両親を介護してきた経験をもつ。まず、父親が交通事故で頸椎損傷となった。入院治療やリハビリを行った後、入浴サービスや訪問看護、訪問介護を利用しながら、在宅介護が始まった。

そんななか、Sさん自身もヘルパー講習会を受講。資格を取るとともに、訪問介護ステーションをするため有限会社を設立した。生命保険を解約して一五〇万円をつくり、隣の人の投資一五〇万円と合わせて資本金三〇〇万円を捻出した。ヘルパー講習会で一緒だった人たちに声をかけると、全員、やってもいいといい反応が返ってきた。介護センターこすもすは介護保険事業者の指定を受けた。

一人の主婦が魅力的な施設をつくった

そのうちに、母親の認知症が目立つようになった。介護センターの運営との両立で苦労するなか、父親の看取りも終えた。その後、母親の認知症がさらにひどくなっていく。介護疲れが続くなか、Sさんはまたも一念発起する。亡き父が残した家を改造して、有料老人ホーム秋桜荘を立ち上げたのだ。二〇〇八年のことだ。

認可されるまで半年かかった。初めのころは、スタッフが十分そろわず、夜勤はすべてSさん自身がやった。徐々にスタッフがそろい、今のような形になった。

介護センターこすもすのほうも、攻めの姿勢だ。介護職による喀痰吸引の制度が始まると、登録特定行為事業者となった。現在、認定特定行為業務従事者は一四人、そのうえに看護師が四人いる。利益はすべて研修に充て、介護のスキルを高めようとしている。志が高いのだ。

それにしても、設立までの流れを聞くと、その行動力に驚かされる。なぜ、こんなことができたのだろうか。

Sさんはこんなことを言った。

「一時期は、両親の介護が重なり、肉体的にも精神的に追い詰められました。介護が母一人になっても、常に介護疲れの状態でした。このままでは私がうつになるか、とんでもないことを起こしてしまう！　それだけは避けなければという危機感があったからこそ、行動を起こすことができたのです」

秋桜荘の入居者五人のうち、一人はSさんの母親である。一対一の濃密な関係が少し薄まったことで、Sさんは危機を回避することができた。

家庭介護のときより、今の事業者になったほうが責任が重くて大変だが、精神的に追い詰められることはなくなったという。Sさん親子にとっては、秋桜荘があったからこそ、いい親子関係を続けることができたのだ。

地域で介護事業を始めたり、NPOを始めたりする人には、介護経験者が多い。家族介護には、経験者だからこそわかる複雑な思いがある。だからこそ、第三者の風を入れ、介護を社会化していくことが大切になる。

地域づくりのポイント

◇要介護者、障害者、子育て中の人など、当事者の視点を活かす
◇当事者の発想は、起業や町づくりに役立つ

その3 多様性を認め合う

自分らしさを追求する介護とLGBT

医療・介護の人材をどう確保するか。これは悩ましい問題である。

厚生労働省は二〇二五年に全国で介護職が約三八万人不足すると推計している。都道府県別では、介護職の充足率が最も低いのは宮城県の六九・〇%。次いで、群馬県七三・五%、埼玉県七七・四%、栃木県七八・一%となった。充足率が最も高かったのは島根県九八・一%、佐賀県九六・〇%、鹿児島県九五・七%となっている。地域によって、かなり差があるということである。

人材を増やしていくための方法として、介護職の給与を上げ、介護という仕事の専門性、重要性が社会的に認知されるようになることが重要だといわれて久しい。だが、なかなかそれが実現できない。結局、現場で疲れ果て、身をすり減らして辞めていく介護職が多いのである。

もっと働きがいや、働く場に特徴をもたせた事業所があってもいい。

株式会社セブンスカイの代表取締役の葛目奈々さんと会った。介護職として働きながら、二つのデイサービスと、訪問介護、居宅介護支援事業所を経営している。やさしく、やわらかい雰囲気の女性であるが、介護の世界に入るまでには紆余曲折があった。

葛目さんは、LGBTの当事者である。LGBTとは、レズビアン、ゲイ、バイセクシュアル、トランスジェンダーの略。「LGBT調査二〇一五」によれば、心と体の性の不一致を抱える性的マイノリティは一三人に一人いるといわれている。その多様な性を理解し、共存していくことが、世界中の重要なテーマになっている。

差別のない関係をつくる

葛目さんは、男性として生まれたが、小学校一、二年のとき、女の子とばかり遊んでいて、ほかの男の子とは違う自分に気がついた。高校生になって同級生の男性を好きになり、「自分がそういう人間」だと確信した。

一七歳から水商売に入り、高校を中退。自分を受け入れてくれるところを探して、高知から上京、新宿二丁目のニューハーフの店で働いた。

そんな彼女には夢があった。看護師になることだ。二五歳になったら水商売をやめて、看護学校に入ろうと思っていた。母親も二人の姉も看護師で、看護師は葛目さんにはなじみのある仕事だったのだ。

二四歳で性転換手術を受け、戸籍上の名前も男性名から現在の名前に改名した。いざ、看護学校に入ろうとすると、当時はＬＧＢＴを受け入れないと断られた。いきなり看護師への道が閉ざされた。

その後、再び新宿で働きながら、介護の世界ではどうかと思うようになった。介護の学校に相談したところ、こんな言葉をもらったという。

「どういうセクシュアリティであれ、あなたはあなたなのだから介護の世界では全く関係ありません」

自分が自分らしくいられるのは、介護しかない。そう思った葛目さんは介護の世界で働くことを決意した。


葛目さんは、看護学校に入るためにためていたお金で、介護の学校に入り、残ったお金でデイサービス「ひまわり亭」を開設した。

当初は、ＬＧＢＴであることは伏せていた。五年ほどして経営が安定してから、ＬＧＢＴの人をスタッフに受け入れ、性転換休暇というものも設けます、と明示して求人を出した。これがきっかけで去っていった職員もいたが、理解してくれるスタッフが残った。

求人にはっきりとＬＧＢＴをうたったことが幸いした。どこも人手不足というなかで、わざわざ引っ越してまで働きに来てくれる人もいた。現在はLGBTの職員は全体の四分の一を占めるという。

葛目さんからみた、LGBTの人の仕事ぶりは「利用者のちょっとした個性や感情など、細かいところによく気がつく」。

外見や属性にとらわれず、自分らしさとは何かという問題に対峙してきた人たちだからこそ、その人らしさを支えようとする介護は、親和性が高いのかもしれない。

施設のモットーを聞くと、「自分らしくいられる場所を提供すること。スタッフも利用者も自分らしくいることですね」と葛目さんは答えた。

地域包括ケアづくりは、差別をなくしていく実践でもある。これから外国人の介護人材も増えてくるが、介護する側とされる側が対等であるように、だれもが対等な、差別のない関係をつくっていくことが求められている。

地域づくりのポイント

◇地域包括ケアは、みんなの「自分らしさ」を認め合う
◇差別のない関係は、ケアの基本

その4 人生一〇〇年時代の町づくり

ほどほどに働き、ほどほどに遊ぶ

日本の一〇〇歳以上の人口は、六万五〇〇〇人を超えた。半世紀前は、わずか一五〇人ほどだった。二〇五〇年には七〇万人を超えるともいわれている。

従来の一般的な人生設計というと、二〇歳ごろまで「学び」、六〇歳ごろまで「働き」、その後は「老後」の期間があった。

しかし、人生一〇〇年時代になると、もはや「老後」とはいえない。四〇年ほどの長いライフステージをどう生きていくか、重要な課題をつきつけられている。現役時代の貯蓄と年金だけで食べていけるのかという経済的な問題、介護サービスだけでは満たされない心の寂しさの問題、生き生きと暮らしていくための社会参加……いろいろな課題がある。少なくとも、「老後」や「余生」という呼び方はそぐわない。

リンダ・グラットン、アンドリュー・スコット著『ライフ・シフト ― 一〇〇年時代の人生戦略』（東洋経済新報社、二〇一六年）という本が話題を呼んでいる。

著者は、従来の「教育→仕事→引退」という人生三分割の生き方は、人生一〇〇年時代には成立しないと述べている。長い人生を生きるには、教育、仕事、余暇という時期が混在し、交互に繰り返すような生き方が重要になると提案している。とても興味深い。

ぼくは今年『遊行を生きる』（清流出版、二〇一七年）という本を書いた。「遊行《ゆぎょう》」とは、古代インドの聖人が、人生を四つに区分したなかの一つのライフステージだ。

「学生期《がくしょうき》」は、生まれてきた命が学び、成長する時期のことをいう。

「家住期《かじゅうき》」は人間として成熟していく時期。家族をつくったり、家をつくったり、人によっては会社を起業したりして、いちばん汗をかくときでもある。

「林住期《りんじゅうき》」は、定年後、林に隠棲しながら、生きるとは何か、人間とは何か、人生を顧みつつ「本当にやりたいこととは何か」思索を深める。

そして、「遊行期」は死の準備、人生のしめくくりの時期といわれている。人によっては解脱《げだつ》、煩悩から自由になることを目標にする時期だという。

でも、ぼくは文字とおり「遊び、行く」時期だと捉えた。この時期こそ自分の好きな仕事ややりたいことをする。自分自身を先鋭化する時期である。自分というエッセンスを抽出する、まさに人生の総仕上げである。人間、思いきり〝わがまま〟に生きたってたかが知れている。ぼく自身は、しがらみを離れて、野垂れ死んでもいいくらいに自由に生きようと思っている。

歴史学者のヨハン・ホイジンガは「ホモ・サピエンス」をもじって、「ホモ・ルーデンス」といった。遊ぶ人という意味である。ぼくたちは遊ぶイキモノなのだ。

人生一〇〇年時代には、「遊ぶ」というキーワードが大事になるのではないか。遊ぶ、つまり人生を楽しむ姿勢は、学びも、仕事も、豊かにする。

学びながら遊び、遊びながら仕事をする、そして、仕事をしながら学んでいく。そんな遊びの心をもった人には、いい仲間があつまり、いくつになっても人間を成長させてくれる。

日本は、まだまだ定型的な生き方をよしとする風潮が色濃い。たとえば、新卒で正規雇用の道から一度はずれてしまうと、なかなか元に戻れない。子育てや介護の後、復帰することも、簡単ではない。病気やつまずきで一休みしても、やり直しがきくような仕組みがほとんどない。そうした土壌で、介護離職ゼロをうたっても、問題の解決はむずかしいのである。

地域包括ケアでは、人生一〇〇年時代を意識した、生き方、働き方、地域とのかかわり方が提案できるのはないか。

働きたい高齢者が働ける地域

介護人材が不足しているなかで、ホームヘルパーの高齢化が目立っている。約四七万人近くいるといわれている訪問介護のヘルパーは、六〇歳以上が約三二%を占めるというデータもある。

高齢のヘルパーを、「高齢」という理由で引退させてしまうのはもったいない。

高齢のヘルパーには、若い人にない魅力がある。積み重ねてきた経験や、ゆったりとした構え、懐の深さは、利用者に安心感を与える。年齢が近いことで共感する部分も多いだろう。

日本の女性の就業率は先進国のなかで低いが、高齢者の就業率は、国際比較すると高いことがわかる。高齢者（六〇歳以上）の労働参加率を都道府県別にみると、二〇一五年で長野県が最も参加率が高い三七・七%。最も低いのは奈良県で二八・五%だった。

高齢者の労働参加率が高い地域は一人あたりの医療費が少なく、健康であることが多い。長野県の健康長寿の理由は、高齢者の就業率の高さではないかというデータもでている。働くことが健康維持につながっている可能性がある。健康だから働くことができ、働けるから健康を維持できる、といういい循環ができているのだろう。

高齢のヘルパーや看護師などが、無理なく働くことができるシフトを考えたらいいのだ。病院の三交代のような長いシフトや、夜勤をするのは体力的にむずかしいかもしれないが、短時間勤務で、ゆったりとしたリズムで働くことができれば、ベテランの持ち味を生かすことができる。

高齢者の人材派遣をしている株式会社かい援隊本部は、介護分野の人材不足の解消と、高齢者の働く場を確保することを目指し、高齢者が続けやすい働き方を提案している。その一つが、二人一組でシフトを組むというもの。一人がちょっと都合が悪くなっても、もう一人が助けて、お互いに調整していく。体力や都合に合わせて、週二〜三日から働くことができる。

残念ながら、人材不足は将来も続いていくだろう。だが、事業者の都合だけでなく、働く側の都合で、ある程度勤務時間を調整できれば、働ける人は増えていく。

こうした働き方は、地域包括ケアの隠れた人材になると思う。

再生を応援する多様な働き方

経済が行き詰まるなかで、ブラック企業、過労死、労働者のうつ病などが問題になっている。かつて「二四時間戦えますか」といっていた時代とは経済や価値観も変わってきているはずなのに、相変わらず働く人が健康を害し、死んでいく。労働者自身が、消費されているのである。働き方を変えなければとみんなが思いながら、なかなか変わらないのはなぜだろうか。

ぼくたちの地域包括ケア研究所では、リゾートバイトで成功している会社にアドバイザーとして参加させてもらい、リゾート地や地方に医師や看護師、介護の専門家を送り込むベンチャー企業を立ち上げる計画だ。

医療や介護の世界では、人手不足が著しい。日々命に接し、自分を成長させてくる仕事ではあるものの、日々の忙しさやシフトの厳しさなどで、ストレスを抱え込んでいる人が多い。患者や利用者に配慮を欠いた対応をしてしまったり、ミスや事故を起こしてしまう背景には、過酷な労働環境が指摘されている。燃え尽き症候群や、うつ病の発症なども問題だ。

そんな医療や介護の世界で働く人たちに、リゾート地や地方の空気のいいところで三か月〜一年、ゆったりと働いてもらう。元気になったら帰ってもいいし、地方が気に入ったら、そのまま居つくこともできる。一つの土地に長くとどまるのもいいが、働きながら各地をまわってみるのもおもしろい。

ぼく自身は長野県にとどまって地域医療を展開してきたが、地域医療を目指す若い医師は都市部だけでなく、北海道や沖縄、離島など地域的に特徴のあるところで働いてみると、それぞれの地域の特徴がより見えてくるように思う。地域にとっても、いろんな経験をした医師が来ることは、いい刺激になり、情報や人材の交流になるはずだ。

何度でもやり直せる社会に

都市でのオフィス勤務がうまくいかない人も、地方で農業なら生き生き働ける場合もある。一度、人生につまずいても、やり直せるしくみがあれば、もっと自由に、もっと大胆に生きていくことができる。

北海道の本別町は、酪農や農業が盛んなところだ。引きこもりの若者ももしかしたら、生きる場所が変わるだけで、生き方が変わるかもしれない。地元の人が農業を若者に教える農スクールである。そこで若者は、農場や牧場で人間の生きる技術を学びながら、心も体も健康になっていく。介護離職やリストラ、失業した人の再チャレンジの場にもなるのではないか。

日本は、高校や大学を卒業後、一つの会社に就職し、そのまま定年まで勤めあげるというのが長い間、定型的な働き方だった。就職は新卒がほとんどで、中途での就職はむずかしくなる。非正規雇用から正社員になるのもむずかしい。

途中で健康を害したり、うつ病になったりすると復職がむずかしい。うつ病は、精神科で治療して、治ったからといって、すぐに元のように仕事ができるとは限らない。復職してがんばりすぎ、すぐにうつが再発するというパターンも多い。そして、ひとたび再発すると二度、三度と再発を繰り返す負のループに陥っていく可能性がある。

治療生活と仕事復帰の間に、ゆるやかに体と心を慣らすリハビリ期間があったほうがいい。効率第一の都市部の企業では無理でも、地方ならそうではない働き方を提案できるのではないか。長い目で見れば、優秀で経験豊富な労働者を確保できる。

楽しみながら学び、支え合う

働くことだけでなく、人生には「遊び」「学び」「支え合う」という時間も大切である。それには、ボランティア活動がうってつけではないか。

ボランティアは、自分を成長させてくれたり、かけがえのない出会いややりがいを得ることができる。地域のためにも役立つ。それらは、お金と同様の価値あるものだ。

諏訪中央病院を訪ねた人は、必ず見事な庭を散策したくなるだろう。庭の歩道をたどっていくと、静寂ただよう唐松の林を借景に、季節の花やさわやかな香りのハーブが、目を、鼻を楽しませてくれる。自然の林と植物、その間を、車いすを押す人や入院患者、見舞客らが行き来する。自然と人のつながり、人と人とのつながりを実感できるようなしかけである。

その庭の手入れをしてくれているのは、一般市民によるグリーンボランティアだ。活動資金も、種から育てた苗や、ハーブでつくったポプリなどをバザーで売って、自分たちで調達している。もとからの地元の市民もいるが、移住者が多い。東京や大阪、名古屋などの都市から来た人、地方から来た人、夫婦、シングル、さまざまである。

早春の比較的あたたかな日、グリーンボランティアの昼食会に招かれた。庭を利用した野外での食事である。スペイン料理のパエリアの香ばしい匂いが食欲をそそった。パエリアの黄色い色は、この庭のハーブガーテンで育てたサフランなどのハーブを使っているという。それに、おからのケーキやコーンスープが並んだ。

二年前の六月、がんの末期の患者さんが、この庭でぼくの誕生会を開いてくれた。その場にかまどをしつらえて、鯛めしを炊き、グリーンボランティアの人たちがつくってくれたハーブの花束を、がんの患者さんと並んで受けとった。まるで結婚式みたいだな、と二人で大笑いしたことが、昨日のことのように思い出される。

新しい土地へのなじみ方

グリーンボランティアのなかに、福島から移住してきた貴子さん（仮名）がいた。東日本大震災で被災し、はじめは一時避難のつもりだった。実際に暮らしてみると、住み心地がよく、家を建て、腰を据えることに決めたという。

「信州の自然が気に入りました。やさしい病院があることも魅力です。でも、いちばんの決め手は、グリーンボランティアでいい仲間ができたこと」と、貴子さんは言う。

今、高齢者が健康なときから介護時まで継続的なケアの提供を受ける共同体というCCRC（Continuing Care Retirement Community）への移住が注目されている。

だが、高齢期の住処を探し、貯蓄をつぎ込んで移住したのに、その土地になかなかなじめず、結局、元いた都会に戻ってきてしまったという話をときどき耳にする。地元の住民と移住組が交流する機会をもてないのが原因だろう。

人とのつながりは、人生の大事な資産である。そして、人とのつながりのある地域が、その人のふるさととなる。

貴子さんの娘は、親が住むところを〝実家〟と考えて、諏訪中央病院で〝里帰り出産〟をした。この地域が第二のふるさとになったのだ。

最近、胸をざわつかせる嫌なニュースを聞いた。福島から横浜へと自主避難してきた男子生徒が、悪質ないじめにあっていたという。「バイ菌」などと呼ばれ、仲間で使った飲食代や交通費など総額一五〇万円も払わされた。問題は、加害生徒だけのことではない。移住者をヨソモノとして排除しようとする大人たちの空気、とりわけ福島第一原発事故がまき散らした放射能に対する偏見が、加害行為に走った子どもの背後に見える。子どもは、大人の合わせ鏡なのである。

話題が少しずれたが、地元住民と移住者が分断されず、いい関係を築けるようにすることが求められている。

この日の昼食会には、ぼくだけでなく、浜口病院管理者はじめ、在宅診療やがん治療のベテラン医師らの姿もあった。ときどき医師らと顔を合わせ、交流することで、「いざというとき、だれに何を相談すればいいかわかり、心強い」と言うグリーンボランティアもいた。

緩和ケア病棟でお茶を出したり、患者さんや家族の話し相手になるホスピスボランティアを兼ねている人もいる。命の時間を区切られたとき、人はどんな思いで生きていくのか、その厳しい日々のなかでも、濃密で充実した生き方ができることを、肌で感じることができる体験である。

土の人、風の人

愛媛から移住してきたという人がいた。「歳をとって、温暖な土地から、寒い信州へ行くなんて、どうして?」と人から不思議がられたという。それに対する答えは、本人もない。「ただ、今まで海のある暖かいところにいたので、海のない寒い地域で生きるのも、新しい生き方かな、と思っています」

元来、人間は放浪する生きものかもしれない。ちょっとしたきっかけで、その地に流れていき、新たに縁を結ぶ。そうした交流や混ざり合いがあってこそ、地域は生き生きと活性化するのだろう。

地域には、その土地に生活を根差した「土の人」がいる。そこへ、「風の人」がふらりとやってきて、出会う。風土というのは、そういう「土の人」と「風の人」の出会いによってつくられてきた。

人間の多様性を認め、人口の流動をダイナミックに受け入れるという意味において、地域包括ケアは、まさに新たな風土をつくる仕掛けになるはずである。

地域づくりのポイント

◇人生一〇〇年時代に合った生き方を考える

◇多様な働き方と人の交流を受け入れ、活気ある地域をつくる

その5 個性ある地域包括ケアづくりのために

金太郎あめではつまらない

二〇二五年を目指して、いっせいに地域包括ケアづくりが始まった。自分たちの地域を

だれもが住みやすい地域にするために考えていくと、あれも必要、これも必要とすべきことが見えてくる。在宅療養支援病院の整備や小規模多機能型居宅介護、二四時間の救急医療・看護などを確保するのに必死だ。だが、お金も人材も限りがあるなかで、すべてが実現できるわけではない。

地域包括ケアの落とし穴は、すべて自前でそろえようとして、結局、個性も魅力もないものができあがってしまうことだ。隣の町の真似をして、あたりさわりのないネットワークをつくった結果、日本全国どこでも金太郎あめのような、横並びの個性のないものができあがってしまったのでは、もったいない。

地域包括ケアは、人口一万人規模の、身近な小さな地域が舞台となる。すべて地域内で整えようとするのは限界がある。特に、小さな村や人口の少ない地域では、むだなものをつくってしまう可能性がある。

それよりも、その地域でいちばん必要とされるものは何か見極め、それに対応する目玉を打ち出したほうがいい。隣の町にはないサービス、取り組みこそ積極的に行っていくべきだと思う。そして、隣り合う地域と連携したり、市町村よりもさらに広域な二次医療圏のなかで補完し合うほうが、魅力ある地域包括ケアができると思う。

たとえば、リハビリを重点的に取り組む地域があれば、リハビリのために遠くの大病院に入院しないですむ。老人保健施設やすらぎの丘は、理学療法士、作業療法士がたくさんいて、リハビリの目標を達成したら、すぐに地域へ帰すようにしている。抱え込まない。少し動きが悪くなったら、隣の町の人もデイケアを利用しに来る。一か月ほどして目標を達成すると、また自分の町のデイサービスに通うという例もよくある。

認知症のグループホームがない地域は無理をしてつくるのではなく、小規模多機能型居宅介護をつくるという手もある。隣の町と相互乗り入れすることで、限りある財源を人材や質の高いサービスに活かすことができる。

基本のサービスは、介護保険があるのだから、地域包括ケアは思い切って、目玉のある地域づくりにチャレンジしてほしいと思う。

だれもが働いて生きていく町

北海道十勝地区の芽室町は、人口二万人に満たない小さな町だが、ユニークな取り組みをしている。「だれもがあたり前に働いて生きていける町」を目指し、障害者の就労支援に力を入れているのだ。

障害者の就労支援というと、簡単な仕事をし、工賃をもらう作業所を想像する人が多いだろう。作業所での仕事は生活能力や社会性を高めるための「訓練」であり、経済的自立はあまり考えられていない。平成二五年の平均工賃月額は約一万四五〇〇円というが、作業所によっては数千円程度という話もよく聞く。法的には、就労継続支援B型という。

一方、就労継続支援A型は、雇用契約を結び、給料をもらえる。平均賃金は月額七万円弱である。

芽室町にある障害者が働く「九神ファームめむろ」もこのA型だ。農作物の生産や弁当の製造・販売などを行っている。

だが、給料を聞いて驚いた。ぼくが訪ねたときには二三人の障害者が働いていたが、「以前いた作業所では月七〇〇〇円だった」という人が、月額一一万五〇〇〇円の給料をもらっていた。

地方で、毎月この額の収入があれば、経済的自立も夢ではないだろう。「はじめてお母さんに、お小遣いをあげた」と語る笑顔は、とても誇らしげだった。

「働くこと」は、その人の生き方や尊厳にかかわっている。

人口増加は最大の武器

十勝地方の上士幌町では、認定こども園「ほろん」を開設し、〇歳児から受け入れ、利用料を無料にした。これは、働きたいという子育て中の母親の味方になった。それまでパートの求人がなかなか補充できなかったが、若い母親たちが子どもを預けてパートで働くようになった。

小学校は一クラス一五人程度の少人数制にした。子どもたちの学力、体力のレベルアップを目指した。学力テストの成績も上がった。幼児教育では、外国人による文化や英語の教育も取り入れた。

こうした取り組みをマスコミが取り上げると、ふるさと納税をする人が爆発的に増えた。なんと年間七万五〇〇〇人、一五億円を超すようになったのだ。住民税六億円弱の上士幌町に、である。

その効果で、住民も六六人増えた。認定こども園に通園する子どもの数も、一〇〇人から一四〇人に増えた。北海道の都市部でも人口減が起きているなかで快挙といっていい。

しかし、まだ雇用の需給バランスは悪く人手が足りない。特に、医療や介護のスタッフは不足している。竹中町長は、「もっと移住者が増えてほしい。人が増えれば、ますます魅力的な町になっていく」と言う。

町が生き続けていくためには、魅力的な地域包括ケアは必須だ。地域包括ケアを活発にするには、それを支える人材が必要である。地域包括ケアづくりの戦略のなかには、人口増加という視点は欠かせない。

地域づくりのポイント
◇個性ある取り組みをすると、近隣の町との連携もしやすい
◇人が集まる町づくりを

その6 新しい価値をつくる

ごちゃまぜがいい

毎年一一月一一日の介護の日に、「がんばらない介護生活を考える会」の介護セミナーを開いている。二〇一六年のセミナーでは、愛知県のゴジカラ村をとりあげた。

ぼくはこの村が好きだ。森のなかに、特別養護老人ホームやショートステイ、グループホーム、デイサービスセンター、訪問看護ステーション、ケアハウス、多世代共同住宅、保育園などが点在する。このごちゃまぜ感がとてもいい。

ここで、ぼくが、いちばん気に入ったのが多世代共同住宅「ぼちぼち長屋」だ。木造二

階建てのアパートで、介護が必要な人も、子育て中の家族も、単身の若いOLも、一つ屋根の下で暮らしている。二階部分は家賃を少し安くして、若い世代が入りやすくしている。ぼくが訪ねたとき、ぼちぼち長屋の玄関に黄色いハイヒールがあった。車いすの高齢者が暮らす場に、とても新鮮で、印象的だった。

若いOLさんの気配を感じて、ジイさんたちも、そわそわして元気になりそうだ。朝、黄色いハイヒールをはいて出勤するOLさんに「カマちゃん行ってきます」なんて言われたら、一日楽しくなってしまうだろう。

ゴジカラ村のごちゃまぜ感は寂しさをいやしてくれるような気がする。

そして、もう一つぼくが注目しているのが、湘南・藤沢にある小規模多機能型居宅介護「おたがいさん」だ。ここを運営している加藤忠相さんとぼくは二人とも介護職の専門誌『おはよう21』（中央法規出版）で連載をしていて、彼の考え方にはいつも共感していた。

「ゲストは地域、利用者と職員はホスト」。加藤さんの介護のスタンスはこの言葉に集約されていると思う。従来の高齢者施設なら、普通は「ゲストは利用者、ホストは職員」だ。でも、加藤さんは、地域の人たちが気軽に立ち寄れる場所をつくり、利用者と職員で地域の人々をおもてなしする。それが利用者の自立にもつながるというのだ。これはぼくの経験からも大いにうなずける。実際、おたがいさんには、地域と施設を隔てる塀もなく、子どもからお年寄りまでたくさんの人たちが毎日自由に訪れるという。ゴジカラ村のごちゃまぜ感と同じだ。

いまや全国的に注目され、NHKの番組『プロフェッショナル 仕事の流儀』でも先日紹介されたから、ご覧になった方もいると思う。

第二のルネサンスを起こそう

地域包括ケアには可能性がたくさんある。介護や高齢化、あるいは少子化の問題解決のためのしくみであるが、それだけにとどまらない。子育て、介護、看取りなどを通して、人間らしい生き方を取り戻す機会にもなる。地域包括ケアは、人間復興のシステムなのである。

ルネサンスとは、フランス語で「再生」「復興」という意味である。一四世紀にイタリアで起こったルネサンスは、カトリックが強大な力をもつ「神」の世界から、「人間中心」の世界へ戻ろうとする文芸復興運動だった。ルネサンスの人間的な肉体や精神、営みに目を向けた表現は、多彩な文化、文芸を花開かせた。

現代にひるがえってみると、いまぼくたちも「人間的」な生き方を求めている。資本主義社会の繁栄とひきかえに、おろそかにしてしまった人間的な生き方を取り戻そうとしているように思う。

人と人の関係のなかで、自分らしく生き、死んでいくこと。それを担うのが、ぼくたちの身近なところにある地域包括ケアだ。第二のルネサンスは、日本の地方から生まれる人間と人間の関係の復興である。


今、東京は二〇二〇年の東京オリンピック・パラリンピックを控え、開発が始まっている。しかし、大きな哲学のある都市デザインはなく、場当たり的な開発が続いているように思えてならない。

前回の東京オリンピックでは、高度経済成長の波に乗り、河川をふさいで高速道路をつくった。日本橋の頭の上を首都高がかすめていく光景はその象徴である。

二つのオリンピックの間に立って、ぼくたちの社会は大きく変わろうとしている。世界を豊かにすると期待された資本主義が、行き詰まりを見せ、世界中で分断を生んでいる。地域包括ケアをきっかけにして、忘れてしまった価値観を掘り起こし、人間が生きやすい環境をつくれないだろうか。経済成長はそこそこだけれど、心が豊かに暮らせる社会に転換する時期がきているように思う。

世界の最も裕福な八人の資産は、世界の下位半分の三六億人の資産とほぼ同じ。そんな驚きの報告を、あるNGOが発表した。資本主義は暴走し、拡大する富の格差はもはや常軌を逸している。分厚い中流層は崩壊し、貧困層へと転落しかねない不安のなかで、他者を排除することで活路を見出そうとしている。

そうした流れのなかで、地域包括ケアは、あまりにも小さな取り組みだ。だが、その小さな取り組みのなかで、「排除」や「分断」ではなく、「寛容」と「包摂」に取り組んでいくことはとても意味があると思う。

今こそ、がんばらない生き方

ぼくが『がんばらない』（集英社、二〇〇〇年）を書いたのは、一七年前のことだ。資本主義社会のなかで、がんばることを美徳とする社会や生き方に疑問をもち、オルタナティブな生き方として「がんばらない」という言葉を提示した。

臨床哲学者の鷲田清一さんは、「弱さには力がある」といっている。弱いということは、実は強いということだ。

これまで、強い人の論理ばかりがまかり通ってきた。でも、強い人の論理の陰には、切り捨てられ、社会的に黙殺された人びとや、忘れられた人間らしい生き方があったはずだ。これからぼくたちが必要とする社会は、弱さの論理でできあがっている社会だ。お金持ちがますますお金持ちになっていくシステムではない。

弱い人が生き生きと暮らし、命の価値を認め合い、いくつになっても人と人との関係性のなかで成長していくことができるような社会である。がんばらない生き方と通じるものがある。

奇しくも、「がんばらない」という言葉は、長野県真田町の障害のある人が書道の作品にかいた言葉だった。弱い人からの視点がすでに提示されていたのである。

ぼくたちはこれから高齢社会に備え、地域を再生していく。だがそれは、単なる医療や介護のネットワークづくりにとどまらない。人間を中心とした、生き方の改革、新しい価値づくりである。それに参加できるということは、幸せな好機に恵まれたということができるかもしれない。

地域づくりのポイント

◇人間の寂しさをいやす町づくり
◇身近な地域から、人と人、人と自然の関係の復興が始まる

おわりに――多様な〝わがまま〟を認め合う社会に

八〇歳を少し超した女性が、歩くリハビリに励んでいた。乳がんが両肺に転移し、ひどい呼吸困難があった。鼻に管を入れて酸素を吸っているが、ぜいぜいと苦しそうだ。

ぼくは余計なことを言ってしまった。

「ばあちゃん、無理しなくていいぞ。がんばらなくてもいいんだ」

すると、女性は、はっきりと言った。

「先生、苦しくてもいいんです。私は納得しているんです」

女性にはどうしても家に帰りたい理由があった。

「もうすぐ梅を漬ける季節です。家に帰って、梅を漬けてきたい。私には目標がある。だから、苦しくてもいいんです」

女性は、理学療法士と五日間ほど歩く訓練をし、いそいそと家に帰っていった。

「先生、満足です。いつお迎えが来てもいい」

次に病院で会ったとき、女性は笑顔を浮かべて言った。

このとき漬けた梅を、自分は食べられないのを知っている。だが、子どもや孫、近所の人が食べてくれればいい、と女性は満足げだった。

地域で生きるというのは、こういうことだと思った。

一人の人間の命が終わっても、ずっと続いていくものがある。「梅漬けをしに帰りたい」という女性のささやかな〝わがまま〟は、家族や友人、いろんな人とのつながりのなかに、記憶として残っていくだろう。

福沢諭吉は、「自由と我儘との界《さかい》は、他人の妨げをなすとなさざるとの間にあり」と述べている。

しかし、わがままかどうか、という線引きは、あいまいだ。周囲の人との関係性によるところが大きい。「自らを由《よし》とする」＝「自由」な生き方を、お互いに認め合うことができれば、人はもっと自由に生きられる。

地域包括ケアは、自由に生きるためのネットワークである。生き方は一人ひとり違っていい。自分で決めることが大事なのだ。

同時に、地域包括ケアは、人とつながるネットワークでもある。人とのつながりのなかに、自分の役割、命があることを自覚することができてこそ、自分と他者を大事にしていくことができるのである。地域には、そうした命と命のつながりを受けとめる深い懐があるように思う。

世界には、不寛容や分断の嵐が吹き荒れている。そうした風潮に流されないためにも、自分も〝わがまま〟を言え、他人の〝わがまま〟を受け入れながら、ゆるくつながっていく社会を築きたい。

超高齢社会を迎えた日本は、二〇二五年までに地域包括ケアシステムをつくらざるを得ない。これは、ピンチではなく、チャンスである。

この本の企画は三年ほど前に始まった。中央法規出版の池田正孝さんに、介護専門誌『おはよう21』で連載を頼まれた。そのとき、いずれ一冊の本にしてほしいと言われた。

『おはよう21』では編集長の国保昌さんが、魅力的な対談をセッティングしてくれた。医療や介護の分野で、ユニークかつ先進的な活動をしている人たちから話を聞き、ときにはいろんな町を見せてもらう機会をもらった。これらの出会いのおかげで、この本の内容はずいぶん豊かになったと思う。

本書の作成には、中央法規出版第一編集部の中島圭祥さんにご尽力いただいた。北海道の十勝地区まで一緒に行くなど、いろいろな面でサポートしてもらった。編集協力の坂本弓美さんにも骨を折ってもらった。池田、中島、坂本、鎌田の四人で何度も集まって熱い議論をした。〝わがまま〟な鎌田にとって楽しい楽しい時間だった。みなさんに心から感謝したい。

四三年間、地域医療にかかわってきた。ケアというものを追求しながら確信できたことがある。人間はもっと自由に生きられる、もっと人間らしく生きられる、ということだ。そして、そのためにケアは存在するのだと思う。

二〇二五年には、ぼく自身が後期高齢者となっている。年をとることの価値を、みんなが認め、最期まで自由に生きられる。そんな社会になっているといいなと思う。日本中にユニークで、魅力的な地域包括ケアができていることを想像すると、心が躍る。

人間復興の時代へ向けて、本書が少しでも役に立てば幸いです。

二〇一七年　初夏

鎌田　實

「わがまま」のつながり方

2017年7月20日　発行

著者　鎌田實
発行者　荘村明彦
発行所　中央法規出版株式会社
〒110-0016
東京都台東区台東3-29-1　中央法規ビル
営　業　TEL. 03-3834-5817　FAX. 03-3837-8037
書店窓口　TEL. 03-3834-5815　FAX. 03-3837-8035
編　集　TEL. 03-3834-5812　FAX. 03-3837-8032
http://www.chuohoki.co.jp
装幀デザイン　緒方修一
編集協力　坂本弓美
本文イラスト　内藤あや
DTP　編集工房まる株式会社
印刷・製本　図書印刷株式会社

ISBN978-4-8058-5551-5

定価はカバーに表示してあります。